岭南中医药文化
通俗读物系列

沈 群　张春波　王德勤　主编

岭南名优中成药

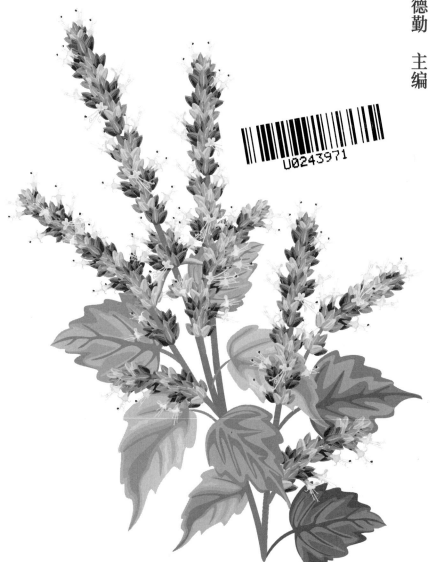

U0243971

化学工业出版社
·北京·

内 容 简 介

本书是"岭南中医药文化通俗读物系列"的一个分册。

一方水土养一方人,岭南中成药为保障岭南百姓健康做出了特殊贡献。岭南中成药是我国中成药业中有显著地方特色的重要分支,具有生产历史悠久、名优品种众多、善用本地药治本地病等主要特色。

为了弘扬岭南中医药文化,发掘岭南中成药特色,使岭南中成药能更好地服务于大众,《岭南名优中成药》分别介绍了岭南中成药概况、岭南中成药老字号(包括佛山、广州、香港、其他地区)以及岭南中成药新秀的风采,记录了相关老字号及现代中成药企业的创业传奇、文化故事,并精选了一百余种岭南名优中成药,以便大家更深入地了解岭南中成药的发展历史和深刻内涵。

本书适合作为岭南地区家庭常备的中成药手册,既适合有志于发掘岭南中成药优势和特色的专业人士,也适合广大中医药爱好者阅读。

图书在版编目(CIP)数据

岭南名优中成药 / 沈群,张春波,王德勤主编. —北京:
化学工业出版社,2022.9
(岭南中医药文化通俗读物系列)
ISBN 978-7-122-41683-4

Ⅰ.①岭⋯ Ⅱ.①沈⋯②张⋯③王⋯ Ⅲ.①中成药 - 广东 Ⅳ.① R97

中国版本图书馆 CIP 数据核字(2022)第 105461 号

责任编辑:马泽林 杜进祥 文字编辑:何金荣
责任校对:边 涛 装帧设计:溢思视觉设计 / 李申
E-mail: lsstudio@126.com

出版发行:化学工业出版社(北京市东城区青年湖南街13号 邮政编码100011)
印 装:大厂聚鑫印刷有限责任公司
710mm×1000mm 1/16 印张8½ 字数150千字 2023年5月北京第1版第1次印刷

购书咨询:010-64518888 售后服务:010-64518899
网 址:http://www.cip.com.cn
凡购买本书,如有缺损质量问题,本社销售中心负责调换。

定 价:49.00元 版权所有 违者必究

编写人员名单

主　编：沈　群　张春波　王德勤

副主编：黄　佩　刘　莉　易延逵　金　玲　陈　薇　廖弈秋
　　　　魏凤环

参编人员（按姓氏笔画排序）：

王国财	王笑丹	王德勤	毛禹康	卢其福	卢素宏
申春燕	白　柏	宁　娜	匡艳辉	伍柏坚	刘　宏
刘　莉	刘少勇	江　涛	江翠平	李　菁	汪玉芳
沈　群	张　璐	张春波	张俊华	陈　薇	陈活记
林　娟	易延逵	金　玲	郑如文	项　磊	秦　飞
郭海彪	唐顺之	黄　佩	黄秋凌	黄德浩	梁颉盈
随晶晶	彭红英	覃仁安	谢德媚	雷英菊	蔡鸿飞
廖弈秋	魏凤环				

序言

岭南中医药文化是我国传统医学的重要组成部分，是祖国医学精粹与岭南地区医疗实践相结合的产物。其特点主要在于重视岭南炎热多湿、植物繁茂、瘴疠虫蛇侵袭等环境因素，着眼于岭南多发病和常见病的治疗，勇于吸收民间医学经验和外来医学新知，充分开发利用当地药材资源，形成了鲜明的地方特色。

"岭南出好药"。岭南药是祖国医药宝库中的一枝奇葩。它源于岭南特殊的地理环境的蕴育，得益于岭南人民的勤劳智慧。其应用历史悠久，疗效确切。不仅为保障岭南人民的健康做出了贡献，而且也丰富了祖国医药宝库的内容。在漫长的历史过程中，岭南药已深深融入了岭南人民的生活，成为岭南文化的重要组成部分。

岭南中成药是我国中成药业中有显著地方特色的一个分支，是岭南中医药学的重要组成部分，千百年来为岭南人民的繁衍昌盛作出了不可磨灭的贡献。岭南中成药生产历史悠久，名优品种众多。其用本地药材治本地病为最主要特色。常用的本地药材如广藿香、阳春砂仁、陈皮、南板蓝根，是岭南著名的中成药如保济丸、补脾益肠丸、蛇胆陈皮散、感冒清胶囊等的独特药物。

民间有云："广东三件宝：烧鹅、荔枝、凉茶铺。"行走于广州的大街小巷，各色林立的凉茶铺成为一道道独特的风景线，那街道上徐徐萦绕的药香、古色古香的门面、锃光瓦亮的铜壶，折射出的是数百年的凉茶文化积淀。时至今日，凉茶已成为岭南文化的代表，与粤剧、粤菜、粤语等共同体现了岭南独具特色的地域文化。

在漫长的历史过程中，由岭南中草药组成的单验方已深深融入了岭南人民的生活，涉及治疗的各个方面。岭南单方验方具有药味不多、药源广泛、取材容易、使用简便、省时省钱的特点，不仅对常见病、多发病有效，对疑难杂症也有一定的治疗效果。单方验方，用之得当，确有奇效，不可小觑。

南方医科大学与广州医药集团共同编写了"岭南中医药文化通俗读物系列"。此丛书通俗易懂且实用性强。将有助于读者知岭南中医药历史、弘岭南中医药文化。

于本书出版之际，故乐为之序。

2022.7.30 于广州

前言

　　岭南中成药是我国中成药业中有显著地方特色的一个分支，是岭南中医药学的重要组成部分，千百年来，为岭南人民的繁衍昌盛作出了不可磨灭的贡献。

　　岭南名优中成药大体上可以分为四类：第一类是以清热解毒、祛湿为主的中成药，古时以凉茶为主，如王老吉凉茶、外感平安茶、沙溪凉茶、源吉林甘和茶、众生丸等，此类中成药为岭南最多见，处方多来自民间，因效果确凿，适合本地人的口味、迎合本地人的生活习惯，所以历史悠久，且影响深远；第二类是以消炎镇痛，治疗跌打损伤、水火烫伤、蚊虫咬伤为主的中成药，以丸、药酒、膏剂、药油为主要剂型，如梁财信跌打丸、跌打药酒、跌打膏、跌打万花油、罗浮山百草油等；第三类是以古方正药为特色的岭南名优中成药，以丸散为主要剂型，如冯了性的保济丸、陈李济的乌鸡白凤丸、敬修堂的追风透骨丸等；第四类是新研发的全国知名的岭南名优中成药，如治疗胃病的三九胃泰颗粒、治疗糖尿病的消渴丸、治疗风湿的昆仙胶囊、治疗尿毒症的尿毒清颗粒等。

　　以上中成药中大多有本地草药的影子，常见的如广藿香（保济丸、抱龙丸、人参再造丸、外感平安茶、大活络丸、藿胆丸、抗病毒口服液等），阳春砂仁（抱龙丸、十香止痛丸、补脾益肠丸、滋肾育胎丸等），陈皮（保和丸、川贝枇杷膏、龟鹿补肾丸、蛇胆陈皮散等），岗梅（王老吉凉茶、外感平安茶、沙溪凉茶、罗浮山凉茶、梅翁退热颗粒、感冒灵颗粒等），南板蓝根（复方小儿退热栓、复方南板蓝根片、感冒清胶囊、复方感冒灵片等），三叉苦（三九胃泰颗粒、感冒灵颗粒），九里香（三九胃泰颗粒、罗浮山百草油），金盏银盘（感冒清胶囊、罗浮山凉茶颗粒、感冒灵颗粒）、飞天蟾蜍（少林跌打止痛膏、罗浮山百草油）等等，此处不一一罗列。

　　为了弘扬岭南中医药文化，发掘岭南中成药的特色，使岭南中成药能更好地服务于民众，本书精选了百余种名优中成药，并尽可能地列出方剂组成、功能主治、注意事项等，同时记录了相关老字号中成药企业的创业传奇、文化故事，以便读者更深入地了解岭南中成药的发展历史和深刻内涵。

本书分六个章节，分别介绍了岭南中成药业概览、岭南中成药老字号（包括佛山、广州、香港、其他地区）以及岭南中成药新秀的风采。各个企业的名优品种均做了简要介绍。为节省篇幅，对于方剂组成相同的中成药只在一个厂家列出一个品种，如保济丸，佛山冯了性和广州王老吉皆有生产，且都是名牌产品，本书只列入一家企业名下。书后附有岭南名优中成药速查，以便读者查询。

特别说明：用药需要咨询医师，非处方药使用需要查阅最新的药品说明书或咨询药师。

本书在编写过程中，得到各级领导和同道的积极支持，在此一并致以衷心的谢意。

由于水平有限，书中疏漏不足之处，敬请同道及广大读者指正，不胜感谢！

编者

2022.1

目录

第一章

岭南中成药业概览

岭南是我国南方五岭以南地区的概称，以五岭为界与内陆相隔。岭南地处我国的南端，其南面濒临南海，而北部则以五岭形成一个天然屏障，古代所指岭南包括今港澳、广东、海南和广西的大部分地域，后来因岭南的中心在广州一带，逐渐便以广东为岭南的代称。在岭南生活的人都知道，上火就要喝凉茶、湿滞就要看中医，是岭南人的生活习惯之一。就此来说，岭南地区显然有着比别的地方更适宜中医中药生存的民众基础，这也可以解释为什么这里会拥有陈李济、潘高寿、敬修堂、王老吉等一众岭南中成药老字号。

一、岭南中成药业的形成与发展

（一）秦汉至隋时期

岭南中成药的历史可以追溯到西汉时期。1983年，在广州市象岗山西汉南越王墓葬发掘出土的文物中，发现了中药、捣药工具及装药丸的银盒。中药有雄黄、硫黄、紫石晶、绿松石、赭石等五石药和羚羊角；捣药工具为铜臼、铜杵、铁杵。装药丸的银盒外形扁圆，出土时，盒内盛着半盒中药丸，说明当时的医学发展已经出现了丸药成品。

东晋时期（317～420年），道教理论家、医药学家、炼丹家葛洪（284～364年），在粤东罗浮山炼丹制药，并在民间进行广泛调查的基础上，结合前人经验，编著成《肘后备急方》（**我国科学家、诺贝尔奖获得者屠呦呦就是受该书"青蒿一握，以水二升渍，绞取汁，尽服之"的启示采用沸点较低的乙醚成功提取了青蒿素**），书中记载了不少中成药剂型，如铅硬膏、蜡丸、锭剂、条剂、灸剂、尿道栓、饼剂等，进一步丰富和发展了岭南中成药制备的内涵。后人称葛洪为岭南医药之祖，尊称葛

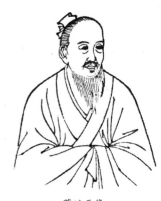
葛洪画像

仙翁。广州海辐禅院也建于此年代，禅院后有医僧问病售药，该院在隋朝时期（581～618年）就已开始生产"金汁水"，算得上是岭南地区最早生产的中成药的原始产品，距今约1400年。

（二）唐宋时期

唐宋时期，岭南地区对成药经营，已有相当规模。宋代，广州已设有药业管理的官办机构，如惠济药局、惠民药局等。《南海志》称："惠济军民药局在南濠街。"当时人们防病和治病，主要采用中医中药，其中就包括中成药。由于那时商品经济不发达，中成药制造通常工商不分，多由经营配售中药方剂的熟药店（又称

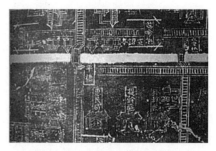
《中国医学通史图谱卷》中的太平惠民药局

药材铺）生产，很少专业制造。有的采取"医药合流"的方式经营，即既行医，又制造些丸散等中成药出售。有的既经营药店，又自兼或聘请医生在店内设案诊病，又在店内附设小作坊，除炮制药材作配剂销售外，也制造些中成药出售，集行医、售药、制药三者一体经营。

（三）明清至民国时期

到了明清时期，随着商品经济的发展，广东经济文化跻进全国先行地区之列，也正是在这个时期，岭南的中成药业开始兴起并迅速发展，尤其在佛山、广州、潮州等地逐步发展形成了中成药生产基地，其中一些逐步发展为专业的中成药厂，生产中成药为主要标志的"广药"，享誉海内外，许多中成药至今仍在生产。

明清时期，佛山作为中国"四大名镇"之一，经济发达，交通方便，人口众多，医和药也得到迅速发展，明万历元年（1573年），佛山人梁仲弘在闹市早市街（今福贤路178号）创建"梁仲弘蜡丸馆"，以制作销售抱龙丸为主。"梁仲弘祖铺"是佛山中成药史有据可查的最老商号之一。"梁仲弘蜡丸馆"也是全国中成药最老店号之一，被称为岭南最早的中成药号、岭南中成药"鼻祖"。明万历四十七年（1619年）前后，广东新会人冯了性之父冯炳阳（1589—1675年）创制万应药酒，冯炳阳逝世后，其子冯了性接承父业，并正式将万应药酒定名为"冯了性风湿跌打药酒"，一直生产至今，驰名中外。其他明清时期创制的佛山中成药还有黄恒庵蜡丸、梁财信

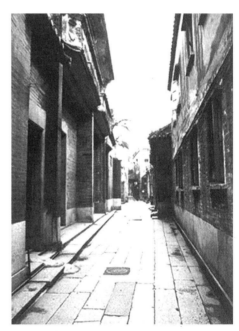

福贤路上的东华里是佛山市现存最完整的具有典型岭南民居建筑风格的清代及民国时期的居民街道建筑群组

跌打丸、马百良七厘散、黄祥华如意油、源吉林甘和茶、李众胜堂保济丸等。

广州最早的中成药生产企业首推"陈李济"，由陈体全、李升佐两公始创于明万历二十七年岁末（1599年）。在陈李济之后70年，北京同仁堂、杭州胡庆余堂才相继出现。三大药堂在全国呈鼎足之势，带动三方成为国药圣地。由于中

成药产品疗效可靠，群众乐用，利润优厚，引起不少人对生产中成药的兴趣，加上佛山等地的中药企业纷纷迁入广州，广州的制药企业不断增加。广州的百年以上老字号名优中成药企业延续至今的还有保滋堂（1669 年，现为广州白云山中一药业）、敬修堂（1790 年）、王老吉（1828 年）、潘高寿（1890 年）等。

同一时期，其他岭南地区的中成药畅销品种尚有：潮州大娘巾宁坤丸，潮州宏兴鹧鸪菜散、汕头广泰长春酒、万槌吊膏，梅县郑仕隆喉风散，刘聋跌打丸、吴端记紫金锭、白玉锭、惊风散、顺德华天宝烂耳散、中山石岐凉茶、沙溪凉茶等等，也远近驰名，畅销东南亚一带。

鸦片战争以后至中华人民共和国成立之前，由于帝国主义的入侵和西医西药的传入，中成药行业遭受比较大的打击，岭南地区首当其冲，不少民族资本厂家被迫停产、停业或迁移，岭南的中成药企业也不得不在广州、佛山、香港、澳门之间东迁西走，既为躲避战乱寻求生机，也为扩大影响推销产品。从陈李济的迁移可窥一斑：1900 年，英法联军入侵广州，陈李济老铺不幸毁于炮火，遂将药店暂迁佛山；英法联军战事既平，即复厂广州，佛山为支店；1922 年陈李济又在香港开设支店，1948 年香港支店转往澳门开设，也正是在这一时期，香港的中成药业开始形成并得以逐步发展。

(四) 中华人民共和国时期

中华人民共和国成立之初，人民政府对医药工业给予扶持，岭南地区的中成药行业进行了大整合。1956 年，通过对私营企业的社会主义改造，广州中成药业调整合并为陈李济等 9 间中成药厂（现为广州医药集团有限公司），并与中药店分离，成为国内独有的中成药工业行业。同一时期，佛山 57 家前店后厂的医馆、药铺通过公私合营联合起来而组成佛山联合制药厂 [现为国药集团冯了性（佛山）药业有限公司]，潮州"宏兴药行"与"紫吉庵""大娘巾"合并为潮州市公私合营宏兴制药厂（现为广东宏兴集团股份有限公司）。

改革开放 40 年以来，在岭南传统中医药基础上发展起来的广东中药产业，秉承了"广药"的优良传统，使广东迅速发展成为中成药生产大省，取得了令世人瞩目的成就。其间新成立的中成药生产企业有广州香雪制药股份有限公司、深圳三九医药有限公司、广州白云山和记黄埔中药有限公司、东莞众生药业有限公司、广东罗浮山国药股份有限公司等。

2006 年，广东省委作出建设中医药强省的决定，争取尽快建立较完善的中药创新体系，研究开发出一批大品种名中药，做大做强中药制药产业及相关产业，形成若干家产值超百亿元的大型医药集团和一批制药技术领先、国际知名的中药企业。

截至 2020 年，广东中医药政策机制日趋完善，率先实现由中医医疗单线发展向医疗、产业、科研、文化系统推进的历史性转变，中医药强省局面已初步形成：

2019 年全省中药企业主营业务收入 614.27 亿元，占全国中药市场规模的 10% 以上。广东拥有广药、香雪、中一等中成药中国驰名商标 14 个，国家中成药保护品种 69 个。陈李济药厂创建于明朝万历二十七年，是"全球最长寿药厂"。具有自主知识产权的第四代青蒿素复方获得 40 个国家的专利授权。

建设了 12 个省级中药材现代农业产业园，是全国中药材交易的核心区，商品经营规模、交易数量与金额均居全国首位，中药材出口保持绝对优势地位，华佗再造丸成为出口国家和地区最多的中成药产品。

全省 170 家规模以上中药生产企业囊括了多项全国第一：全国最大的中成药生产企业广药集团、全国最大的中药配方颗粒生产企业一方制药、全国最大的中药破壁饮片生产企业中智药业、全国销量第一的中药饮料品牌广东凉茶……

传承精华，守正创新，岭南中成药的发展正持续不断注入源头活水，焕发勃然生机。

二、岭南中成药业的特色及地位

岭南中成药在祖国医学发展史上有着重要的地位。由于历史原因，加上交通不利因素，岭南一向远离中原，在医学上虽然受到中原的影响，甚至是源于中原，但由于其所处的特殊的社会环境、地理环境及气候特点，岭南医家及民间在预防及治疗疾病方面，尤其在中草药及中成药的应用上，形成了其特殊的一面，具有浓郁的地方特色。

（一）岭南中成药业的特色

岭南中成药业自形成与发展之初，就因地理、气候、经济、文化等特征表现出了鲜明的岭南特色。

1. 地域性：既清热祛湿，又解毒疗伤，因地制宜南药誉满华夏

岭南属东亚季风气候区南部，具有热带、亚热带季风海洋性气候特点，全年气温较高、湿气较重。自唐以来，岭南医家对冒雨卧湿、岚瘴熏蒸之各种外

感湿病和脾虚而致的内伤湿病，都作了精深的研究。《备急千金要方》最早记载了岭南医学善治瘴、疟的学科特点。由宋代岭南医家陈昭遇参与编撰的《太平圣惠方》则有记载："岭南土地卑湿，气候不同，夏则炎毒郁蒸，冬则温暖无雪，风湿之气易伤人。"此后，元代岭南医家释继洪的《岭南卫生方》、清代岭南医家何梦瑶的《医碥》都对岭南气候、地理与疾病关系有专门论述。由此可见，历代岭南医家都充分认识到了岭南的特殊地理环境和气候特征，在遣方

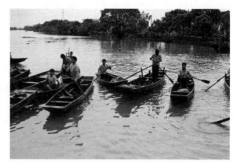

岭南水乡风光

用药上能因地制宜地合理运用生长于岭南本地的草药或药材制备中成药，致使岭南中成药带有明显的岭南地域特点。正所谓"一方水土养一方人，一方草药治一方病"。然而岭南中成药不仅能治一般的常见病，也能治风湿骨痛和无名肿毒等，尤以跌打、虫蛇咬伤见长，成为岭南中成药重要特色之一。岭南的名优中成药中，清热祛湿的如各类凉茶：王老吉凉茶、沙溪凉茶、清热祛湿颗粒、金菊五花茶、源吉林甘和茶等；疗跌打损伤的有冯了性风湿跌打药酒、梁财信跌打丸、李广海跌打丸、少林跌打止痛膏、黄祥华如意油等。在目前的广东及华南市场，清热解毒类药物仍是相当一部分药企的主导产品，如清热消炎宁胶囊、板蓝根颗粒、夏桑菊颗粒、小柴胡颗粒、抗病毒口服液、银翘解毒丸等，均带有明显的地方治疗特色，其市场已遍布华夏大地甚至整个东南亚地区。

2. 传承性：遵古炮制，代代相传，南药文化耀神州

岭南中成药的传承性有两层含义：第一层含义是指制岭南中成药继承了中原的中医药文化。岭南中成药历经400余年而经久不衰，一个重要的原因是注意吸取名医名方，遵古炮制。以陈李济为例，正是因为始终坚持"古方正药"这一经营宗旨，所生产的中成药疗效显著，始终受到顾客的青睐。特别是该厂生产的追风苏合丸、大活络丸、益母丸、宁坤丸、附子理中丸等著名中成药，更是享誉南北，被推为"广药"的代表。第二层含义是指岭南的各个老字号中成药企业代代相传，继承了各自创始人的精髓并发扬光大。还是以陈李济为例，在开业之时，陈体全和李升佐两公立约："本钱各出，利益均沾，同心济世，长发其祥。"由立约之意，定下堂名为"陈李济"。两人还约定：司理（即经营者）由两姓的后人轮流执政，各掌3年话事权。两家的后人也在堂内尽量予以安排。就这一纸没有任何法律效力的君子协议，两家后人一直谨记恪守，毫无异议，历400多年未

有任何改变、争执。当然，其他现存的中成药老字号都完美体现了这种传承性。

  岭南都市文化的深厚沉淀形成了特色鲜明的南药文化。为了更好地传承并推动中医药文化，岭南地区建立了多家中医药博物馆：陈李济在厂内兴建了一座集中药历史、中药工艺及中药文化于一体的中药博物馆；广州中医药大学校内有一个中国传统医药文化博物馆，4000 余件医药文物遍及从夏、商到清的各个历史朝代，较为完整反映出中医中药的浮沉发展；广州白云山和记黄埔中药有限公司厂区内设立了"神农草堂"中医药博物馆，是一个集中医药历史、文化及中草药种植于一体的半开放式现代中医药博物馆；潮州的太安堂中医药博物馆内则陈列了柯氏家族秘藏的大量珍贵的中医药器物，如古旧医书、明清时期的诊疗器具、丹膏丸散炮制器具、老药方、老广告、老照片、老药品等，充分展示太安堂近五百年传承的中医药文化底蕴，并将中医药特色、潮汕特色和太安堂特色融为一体，呈现出一幅祖国中华医药长河中的瑰丽画卷。

3. 创新性：敢为天下先，新老结合广药创造辉煌

  岭南中成药发展之初，几乎都是创新的典范，梁仲弘万应抱龙丸、冯了性风湿跌打药酒、梁财信跌打丸、李广海跌打丸、黄祥华如意油、敬修堂回春丹、王老吉凉茶、潘高寿川贝枇杷露、宏兴药行鹧鸪菜散等等都是当时原创性的中成药。中华人民共和国成立以来，中药现代化的思潮以及敢为天下先的岭南精神更是推动着岭南中成药不断创新进步。

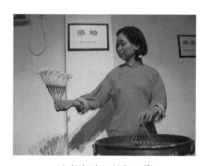

陈李济蜡丸制备场景

  制剂技术的创新：陈李济于清代首创蜡壳药丸工艺，制造了世界上最早的蜡丸，也是当时世界上最先进的医药研发项目，为成药剂型的发展作出了重要贡献，这一技术直至近百年间才为全国制药业广泛应用，陈李济也由此奠定了中国成药界的地位。潘高寿的川贝枇杷露，是世界上最早的糖浆。1900 年，梁培基充分发挥所掌握的西医理论，采用具有治疗疟疾特效的西药"硫酸奎宁"为主要原料，配以中药甘草粉等制成小丸，以中成药丸剂剂型出售，取名"梁培基发冷丸"，开创了中西药结合和中药西炼的先河。过去中成药只有蜡丸、小丸、油剂、膏剂、粉剂等剂型。众胜药厂打破古老剂型的格局，使苦药变成了糖衣小片，是我国生产中成药糖衣片剂最早的企业之一，众胜被称为中药片剂的"老祖宗"。

  中成药新品种、新剂型的研制：陈李济药厂在发扬古方正药、巩固老产品的基础上，努力开拓新剂型、新品种，先后研究出肠胃分溶的补脾益肠丸新工艺及血宝肠溶胶囊、附桂理中丸等一批新剂型，同时，还新推出了壮腰健肾丸、咳喘

顺丸、喉疾灵胶囊等新产品，实现企业从生产型向生产科研型转变。广州中一药业在 1981 年至 1985 年期间，采取科研走向社会及落实任务、技术保证等方法，5 年间研制出消渴丸、滋肾育胎丸、乌蛇止痒丸、白蚀丸、心可宁胶囊、胃乃安胶囊等十多个新产品，加强了产品更新换代。20 世纪 70 年代末期，我国尚没有栓剂产品，始创于 1790 年的敬修堂药厂以独到的眼光瞄准了栓剂的前景及广阔市场，大胆创新，先后成功研制投产了化痔栓、小儿退热栓、扑热息痛栓等栓剂产品，在全国兴起一股"栓剂热"。1985 年，深圳南方制药厂凭借以岭南草药为主研发的三九胃泰颗粒而一炮走红，并以深圳速度跻身医药行业的前列。

4. 崇商性：商品意识浓厚，注重广告宣传

中成药是用来防病治病的，但酒香也怕巷子深，货好还得会吆喝。由于特殊的地理位置，岭南地区是我国商品经济起步较早、发展较快的地方，药品的宣传与广告自然也是走在全国的前列。岭南中成药的商业宣传手法形式多样，创意非凡，现举几例说明。

口耳相传：黄祥华出售如意油，曾指使柜面照收"铜银"(不够成色的银币)，一时成为美谈，人们多为其义务宣传员，广为传播，遂使如意油也销量大增。实际上所收"铜银"不多，而得到的宣传效果甚大，产品也风行一时，成为当时广州中成药行业的大户。朗朗上口的儿歌也有很好的广告作用："宏兴鹧鸪菜，愈食愈更爱。"无论以普通话、潮州方言诵读，都押韵、易懂、好记；还有一款"宏兴肥儿饼"，则为四句四言："除虫去积，开胃健脾，小儿常服，快肥快大。"语极简明扼要，尤以"快肥快大"一句，极像祖母辈老妇人的口吻。

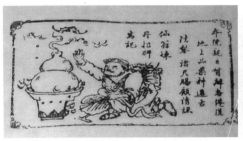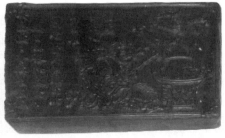

宏兴药行的仙翁炼丹木刻广告章

自制宣传单：明清时代，囿于印刷术的简陋，商标、广告、载有药理说明的药品外包装等大多是以图文并茂的木刻印章一"盖"了事，倒也图清文简、醒目易认。如宏兴药行的一帧"通用型"的长方形广告标贴，右侧文字说明为数行行书："本号亲自督办各港道地上品药料，遵古法制，诸君赐顾，请认仙翁炼丹招牌为记。"左侧画面则是束头巾、穿便装、着芒鞋的铁拐李，拐杖丢在一旁，半

蹲半跪地忙乎着，左手攥芭蕉扇扇着风炉，右手伸掌似在揣摩药葫芦"烧炼"的火候成色，一只表示瑞兆的蝙蝠正飞在缭绕药葫芦的烟气中。画面风趣生动，让人过目难忘。还有清代同治年间广芝馆八宝红灵丹的木刻雕版宣传单，都反映了当时那种强烈的宣传意识。

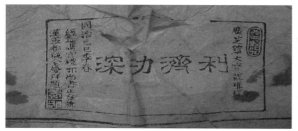
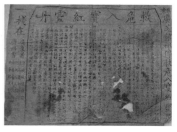

清代同治己巳年间（1869 年）广芝馆宣传单

电视广告宣传：20 世纪 80 年代，在《甲午风云》中成功饰演民族英雄邓世昌的李默然第一个吃螃蟹，为"三九胃泰"做了第一则名人电视广告，从此将中国的广告业带入了一个新的元年，名人广告如雨后春笋般，在央视、在地方、在报纸、在杂志等传播媒体，八面开花。王老吉虽然有 170 多年的历史，但在打出"怕上火，喝王老吉"的广告之前，其销售并不畅通，正是清热去火、老少皆宜的招牌，才使典型岭南特色的王老吉声名鹊起、红遍全国。

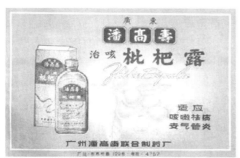
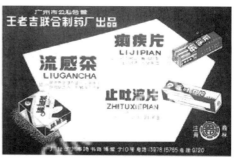
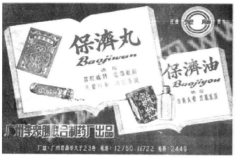
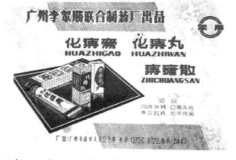

1962 年广州市药材公司发行的商品目录上的广告图片

借助体育宣传：为寻求经济效益和社会效益的最佳结合，早在 1988 年 1 月，奇星大胆拿出巨资与中国足协订立了第一期共建中国女子足球队的协议，开创了企业共建国家体育队伍的先河，在社会上引起了轰动，被誉为"奇星模式"，在我国体育运动史上留下了"星球结缘"的佳话。奇星不仅大大提高了企业知名度，也为国家体育事业发展作出了贡献。

（二）岭南中成药业的地位

岭南中成药生产历史悠久，特别是自明清以来长盛不衰，驰誉中外。特产南药和广药在全国举足轻重，不少企业和产品成为了百年老字号。2006 年商务部公布的首批中华老字号企业 430 家，其中医药行业 44 家，广东占 9 家，稳居全国第一，44 家医药企业中广东的中成药生产企业有 8 家，在全国中成药行业中占据绝对优势。同年国内首个"中华老字号品牌价值百强榜"发布，广东 14 家老字号名列其中，上榜数量为全国各省市之最。其中王老吉、潘高寿、中一、陈李济、何济公、敬修堂等中成药品牌均跻身前 50 强。其实在我国其他省市的中成药老字号也不少，如长沙九芝堂（1650 年）、北京同仁堂（1669 年）和杭州胡庆余堂（1874 年）等，但要说如此众多的老字号中成药企业传承至今的，就只有岭南地区了。

据国外的一份调查显示，在美国，企业的平均寿命只有 40 年。然而广州的"陈李济"，时至 2020 年，已经 421 岁，佛山的"冯了性"若以梁仲弘蜡丸馆起算则已达到了 448 岁，潮州的"宏兴制药"也将近 400 岁。是什么力量支撑着这些企业能经几个世纪的忧患而屹立不倒呢？展开老字号企业精彩的历史画卷，可以发现几个世纪以来，它们都曾经历无数的磨难，既有天灾，也有人祸，既有内部战乱，也有列强的侵略，更有朝代的更替、制度的变迁，然而同心济世、佑民康宁的慈悲心怀，敬业修明、普济众生的高尚情怀，信誉至上、质量第一的经营理念，以及开拓创新、独树一帜的经营策略，浇铸了老字号厚重的文化底蕴，使古老的企业在一次次打击之下顽强地挺了过来，并更加发扬光大，奠定了岭南中成药在我国中成药业中的独特地位。

改革开放以来，广东中成药工业发展迅猛，多年来产销量、品种、效益方面居全国各省市区之首，企业数量、产品销售收入和利税总额均位居全国前列，广东已成为我国中成药工业的骨干地区，已成为名副其实的中药大省。拥有陈李济、敬修堂、王老吉、中一等众多老字号品牌的广州医药集团，是目前全国最大的中成药制造基地之一。

岭南中成药在建设中医药强省和国家"传承精华，守正创新"中医药政策的支持下，必将走向更加辉煌的明天！

第二章 佛山中成药老字号

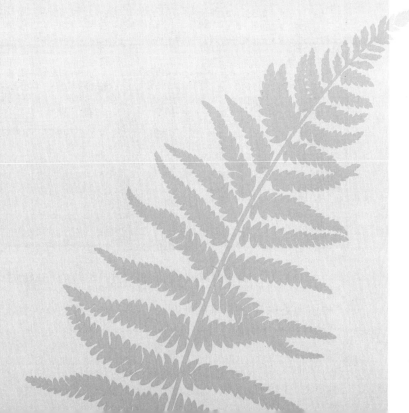

佛山被誉为岭南及东南亚地区中成药的发祥地。清乾隆年间李调元《粤东笔记》记载："南方草木入药者甚夥，市人制丸裹蜡，俗称广丸，远方携用颇验。"

据有关史料记载和故老相传，佛山祖铺老号建立于明代的有梁仲弘等4家；始创于清代的有刘贻斋等40家；在民初开业的有李广海等45家。具有历史悠久、祖铺众多、古方正药、疗效确切、远销内外、经久不衰等特点。所产药品，畅销岭南地区，行销全国各地，远销新、马、印、菲、日、美等十多个国家和地区。电视剧《大宅门》讲述的是北方药业大户同仁堂家族的故事，

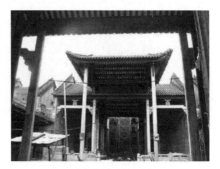

庭院深深的佛山"大宅门"

在佛山，400多年前就出现过这样的"大宅门"——岭南最早的中成药号、中成药鼻祖"梁仲弘蜡丸馆"，其首创的万应抱龙丸曾经盛极一时。佛山市区有很多与中成药史相关的历史遗迹，不少老佛山人都能讲出有关佛山"大宅门"的故事。

民国《佛山忠义乡志》所列出的众多中成药商号（来源：佛山市地方志办）

佛山地处珠江三角洲富庶地区，踞广州上游，处西北江下游，也比较近接

湘、赣、桂、闽等省区，毗邻港澳，水陆交通极为方便。元代，佛山还只是一个渡口，到明景泰年间，佛山陡然崛起，已经是商贾云集之地，城镇居民已达数万家。明代中叶，佛山的冶铸、纺织、制陶三大行业及其他众多的手工业日益发达，商品生产和商品经济繁荣。清初时镇内人口达 30 万人以上，至清代中期，佛山已成为岭南一巨镇，与湖北汉口镇、江西景德镇、河南朱仙镇并称为我国"四大名镇"；同时与北京、苏州、武汉为我国商业繁盛的天下"四聚"之一。清康熙二十三年（1684 年），佛山的商业繁荣超过广州，有"四方商贾之至粤者，率以佛山为归"之势。至道光年间，佛山商业发达至高峰，被誉为"川广云贵各省货物皆先到佛山，然后转输各省，故商务为天下最"。在这样一个经济发达、交通方便、人口众多的城镇里，广大"徒手而求食"的手工业工人和小商贩以及数以千计的客商，由于种种客观条件所限，求医问药费时失事，多有不便。而中成药则以其药效明确、适应性强、适用面广、疗效可靠、保存携带及服用方便安全等优点，有针对性地解决了人民群众的就医问题，很快就为人们所信任和乐用，显示出它的生命力。随着冶铸、纺织等行业迅速发展，冶铸和铁器制造业的工人要冶、锤、磨和蘸水，经常和重器、利器、沸水、烈火接触，偶有不慎，不是损皮肉就是伤筋骨。佛山在清代时武术极为兴盛，是黄飞鸿、李小龙的家乡，粤剧也逐渐形成，拳脚刀枪，经常发生跌打类损伤，使医生实践机会甚多，医与药也就应运而生，各种验方名药相继出现，并代代相传，不断发展。因而形成佛山中成药特点，以跌打类成药最为突出。

中成药在佛山本地有广阔市场，从而促进了它的迅速发展，逐渐形成其行业体系，而且一经各地客商广为传播，更是闻名全国。"岭南成药的发祥地"的形成，流传于世，历久不衰，与其遵古制作、注重质量、确保疗效，再加上适当的宣传也是分不开的。

一、冯了性药业：古老佛药，世纪中兴

佛山冯了性药业有限公司是一个以生产"冯了性风湿跌打药酒"为龙头品种，集丸剂、酒剂、片剂、凝胶剂、散剂、酊剂、软膏剂等九大剂型，近 150 个品种的大型中成药企业，其前身佛山联合制药厂不单是只传承了"冯了性药铺"，而是由当时（1956 年）佛山知名的，包括比冯了性药铺更早的梁仲弘蜡丸馆（1573 年开业）在内的 57 家前店后厂的医馆、药铺通过公私合营联合起来而组成的，所以佛山联合制药厂全部继承了佛山当时还存在的生产品种和独特的生产工艺，其中知名的有佛山现存最老的、始创于 1573 年的梁仲弘"抱龙丸"；

有成名很久的李众胜堂"保济丸";有马百良的"儿科七厘散""盐蛇散";有蛇王满的"三蛇胆川贝末""三蛇胆陈皮末";有陈李济的"大活络丸""苏合丸";有保滋堂的"珠珀保婴丹";有潘务本的"十香止痛丸";有刘贻斋的"补肾丸";有梁财信医馆的"梁财信跌打丸";有李广海医馆的"伤科跌打丸",等等。佛山联合制药厂及至后来先后更名的"人民制药厂""佛山市制药一厂"一脉相承,延续了53年,除继承佛山的传统产品和独特的工艺外,还不断创新和技术改造,研发了一大批新产品,其中比较成名的有"抗骨增生丸(片)""白灵片""外搽白灵酊""补气升提片"等。

从中华人民共和国编纂的《中华人民共和国药典》第一版开始,就以佛山生产的冯了性风湿跌打药酒为标准,将该品种收载其中。为了褒奖冯了性在研制该药上的成就,特别保留了用"冯了性"作为该药品的名字(目前,国内有此殊荣者,全国不超过10位)。时至2000年,一直保留正宗生产该产品的佛山市制药一厂在企业改制中同时更名,取其名气,恢复"冯了性药铺"老号,定名为"佛山冯了性药业有限公司",重新注册"冯了性"牌商标。所以,按现在还在生产的"梁仲弘蜡丸馆"始创的"抱龙丸"和冯了性的父亲创制的"万应药酒"计算,企业已有400多年历史。

(一) 冯了性与冯了性跌打药酒

冯了性(1630～1695年)祖籍广东新会荷塘龙田村(今江门市蓬江区),名嘉会,号了性。"冯了性",既是人名,又是药名,也是企业名称。冯了性风湿跌打药酒行销数百年,为全国同类药品中的产销量冠军,是现今冯了性药业有限公司的龙头产品。

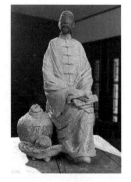

冯了性塑像

冯了性之父名冯国琳,字炳阳(1589～1675年)粗通医道和药理,在家乡开设药铺,同时挂牌行医,时间日久,行医有术,在附近一带名气渐高,凭着多年行医实践,几经研究试验,创制了一种药酒,用于医治风湿跌打等病疾,取名"万应药酒",初为自用,赠予街坊乡民,后发现疗效确切,前来购药者渐多,遂决心扩大经营。时借佛山工商业兴起,发展成为名镇,冯国琳看准这一时机,遂于明万历年间(约1615年)将药铺迁到佛山镇正埠渡头汾宁里(现今百货大厦)扩展经营。

冯了性自幼随父母生活,生性好学,天资聪颖,一边读书,一边协助父亲经营店务。父母历来虔诚礼佛,冯了性深受影响,向往佛学。青年时,抱着慈怀济世的愿望，为进一步提高万应药酒的功效，他游历了不少名山古刹，遍访名医和高僧，一度削发修行，潜心求教，在当和尚期间，方丈赐其法号为"了性"。经冯了性的潜心研究和临床观察，药酒的配方及制作工艺日臻完善。

冯国琳逝世后，冯了性接承父业。为感谢佛门高僧的赐教，即把万应药酒改名为"冯了性风湿跌打药酒"，将药坊定名为"冯了性药铺"。此时，适逢康乾盛世，佛山古镇成为珠三角的商贸中心，人口日增，以手工艺为主的产业，如陶瓷、纺织、铸造、五金、武术、粤剧、醒狮、杂耍等行业的人员，均接触重器、利器、沸水、烈火、压伤、劳伤、扭伤、跌伤等常有发生，这就为"冯了性风湿跌打药酒"的发展创造了一个广阔的市场环境，加上药酒确有疗效，价格低廉，很适合广大老百姓使用。在经营策划上也有独到的一面，用很特别的"识就冯了性，唔（不）识就误了命"作广告词，迅速达到家喻户晓的效果。此广告词不但正面宣传了冯了性药酒，而且提醒使用者不要滥用和暴饮，体现了冯了性高尚的医德和诚信的经营理念。自此，"冯了性风湿跌打药酒"越做越大，成了当时妇孺皆知的成药。冯了性本人及冯了性药铺也因有此以冯了性命名的药酒及朗朗上口的广告词而扬名天下。该广告词一直流传至今。

"识就冯了性，唔（不）识就误了命"，就这句话的理解主要是以下三点：第一点为识揾（找）。有风寒湿痹、手足麻木、腰腿酸痛、跌打损伤的病患者，识得找佛山冯了性风湿跌打药酒来医治。第二点为识辨。识得辨别真假，就是要认识什么是正宗的佛山冯了性风湿跌打药酒，提防假冒，一般办法是认准冯了性的商标和生产厂家。第三点为识用。因该药酒药力较强，注意按产品说明书用法和用量使用，以及所要注意的事项。

冯氏家族随着药酒的成名，家族人口也日渐增多，成了佛山镇的名门望族，主要聚居于隔塘大街。门楼上有一对联，上联是"卜居凤地"，下联是"启宅龙田"。后人传是冯了性所题。对联世代相传，对应了祖籍是新会荷塘龙田村的史实。

随着矿产业、渔业、建筑业的发展，跌打风湿病患者越来越多。冯了性风湿跌打药酒正好解决了生产工人、渔民既想喝酒又能治病、防病的需要。所以尽管中国近代战乱不断，冯了性家族在全国各地的经营十分艰辛，但仍然呈发展的势头。至清道光年间，冯了性药铺实行医、药一体，发展到鼎盛时期，产品销路日渐广阔，风行全国，以华中、华北、华东以及四川一带最为受用。药铺除了生产冯了性风湿跌打药酒外，还生产其他跌打药品，在当时被称为"药王"。随着粤汉铁路通车，佛山地理优越条件逐渐被广州取代。冯氏后人也抓住时机，于1800年，在广州归德门内小市街开设分店（后迁往解放中路），也有一些冯氏后人先后到河北、江西、河南、湖南、江苏、上海、浙江、四川、香港等地自

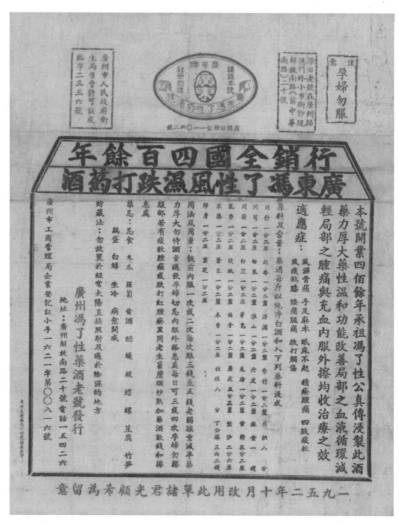

冯了性风湿跌打药酒广告

立门户，设厂生产和销售。由于均使用"冯了性风湿跌打药酒"的名称和配方，为当地人解除疾病痛苦，深得老百姓的赞誉。当时产品还远销美洲和东南亚各国，单佛山老号的冯了性风湿跌打药酒每年出口的生意额达20万两白银。正宗老铺在佛山镇内数百年，一直世代相传。抗日战争时期店铺被毁，经营一落千丈。抗日战争胜利后，重获生机。中华人民共和国成立后，该药酒在其后代冯翰的经营下重新获得发展，至1956年参加了合营，并入佛山联合制药厂。在国家的扶持下不断通过技术改造，扩大生产和改善工艺，生产量逐年增加，质量也得到不断提升。改革开放后，生产量更是逐年增加，1997年被列为国家中药保护品种，现已被列入广东省非物质文化遗产名录。

（二）蜡丸鼻祖梁仲弘

佛山制药业出现较早、持续时间最长的是梁仲弘蜡丸馆。梁仲弘是明代佛山望族梁氏长房后裔。据《梁氏六世纲家谱》记载，梁仲弘之祖辈六世正纲公（其族内称广东始迁祖为一世）于南宋末年由番禺北亭迁居佛山朝市街。梁仲弘大约在明嘉靖二十二年（1543 年）出生。早年不骛功名，而随名医学艺，学有所成后开始自立门户，绳床瓦灶，悬壶济世。医馆虽不在繁荣闹市，但梁仲弘医者有术、颇具名气，求医买药者与日俱增、络绎不绝。后来，他将历年来的临床验方总结整理，研制出几种颇有疗效的成药蜡丸在医馆出售，其中就有专治小儿腹痛、吐奶的"抱龙膏""抱龙丸"。为求进一步的发展，于明万历初年，在闹市旱市街（今福贤路 178 号）大兴土木，兴建新医馆，定名为"梁仲弘蜡丸馆"，以制作销售抱龙丸为主。该馆是佛山镇内最早以本人名字命名的成药店号之一，也是全国中成药最老店号之一，被称为岭南最早的中成药号、岭南中成药"鼻祖"。

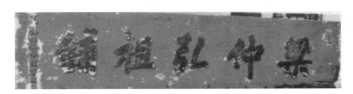
梁氏十七代子孙于清代中叶造的"梁仲弘祖铺"牌匾

该铺在 20 世纪 20 年代末佛山开马路前，为一低矮的平房建筑，门口较窄小，保存有明代砖窗花以及明瓦天窗，与清代建筑风格迥异。其后，因开马路，该铺被拆去近三分之二，但梁氏后人仍以仅余的后座改作铺面继续经营。公私合营时合归佛山中药厂，传统名药及蜡丸馆址一直保存至今，已有 400 多年历史。祖铺中现尚存有梁氏十七代子孙于清代中叶造的"梁仲弘祖铺"牌匾。

（三）李众胜堂与保济丸

李众胜堂保济丸的创制人李兆基，原籍广东新会县，清光绪初年家居佛山文明里。李先是小商贩，笃信道教，养心修身，在家中设立吕祖神像，朝夕虔诚奉祀。传说，有一天夜里，李兆基做了个梦，梦见有一长须长者，身背宝剑，手托药葫芦，笑眯眯地向他走来，对他说道："你一生乐善好施，有一副好心肠。只是钱少力薄，往往不如愿。我如今教你一个药方制药丸出售，可助你普济众生。"说罢，从药葫芦中拿出几粒小如珠子的药丸给李兆基，然后飘然而去。第二天，兆基一觉醒来，梦里之事历历在目。试回忆药方，竟可背诵如流，点滴不漏，于是按梦者所赐药方制成药丸，取名"普济丸"。对常见病如感冒、食滞、腹痛、肠胃不适等，其药效果然灵验，凡用药者，药到病除，且价钱便宜，使用方便，为群众所乐用。光绪二十二年（1896年），兆基在祖庙大街18号置了大宅一间，立店号为"李众胜堂"，专营普济丸。李兆基成为当时佛山成药业的佼佼者。李兆基夫妇晚年得子，十多年后，他的儿子长大成人，继承了父业，更秉承了父亲的美德。为诫励自己不忘慈善的宗旨，他便将普济丸更名为保济丸，加倍悉心经营李众胜堂。日久商号扬名，东南亚及我国港澳药商纷纷前来定购。当时，在群众中就有"北有六神丸，南有保济丸"的美称，因而业务迅速发展，于是广置产业、购地扩大药房，除原店址外，由店铺附近一带地段伸延至臣总巷，都是李的产业。自此，保济丸的传说在民间传为美谈。

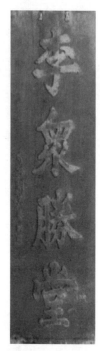

李众胜堂牌匾

李兆基发迹后，更乐善好施，举办社会福利事业，在祖庙大街药店附近，投资兴办了一所"信文训蒙义学"，开设两个班，每班50人左右，学童完全免费入学，聘任佛山有名教师梁伯熙当校长，聘教职员3人。对贫苦大众有病而无力就医者，则施医施药；死后无从为殓者，则施棺施坟地；对产后妇女无力补养身体者，则施姜送醋；寒天施粥；修桥补路；赈灾、义捐等公益慈善事业都不遗余力。

1919年李兆基逝世，由其养子李赐豪主持业务，比以前更有发展。1938年佛山沦陷，李赐豪举家迁移香港，只留其亲信黄乃汉继续掌管业务。直至中华人民共和国成立后，才结束佛山祖铺营业，全部业务迁往广州李众胜堂，交由孔复先执管。公私合营时，佛山业务已转到广州，广州分号合营到广州中药三厂，保济丸一直保持大量生产。李赐豪迁港后，在香港仍继续设厂经营保济丸。目前国内国外保济丸仍保持旺销，香港制造的保济丸商标仍用佛山始创李众胜堂，并印上李兆基头像作商标，除畅销港澳外，在东南亚地区也盛行一时。

（四）马百良与七厘散

马百良药店始创于清道光二年（1822年）。始创人马百良，先在佛山朝阳街经营国药店，主营膏、丹、丸、散、茶、油、酒等多种成药。他凭借医药知识和经验，独具匠心，试制出一种治疗小儿惊风祛痰药"百胜散"。因用药分量不宜

岭南名优中成药

18

过重，仅用司马秤称七厘（0.21 克），故后改名为"七厘散"。以其疗效好、成本低的优点与老字号同类成药竞争。初期此药以半卖半送形式发售，历时几年的推销介绍，便逐渐畅销，生产不断扩大，广州和附近村镇药店均纷纷进货代销，逐渐发展到广西梧州、容县等一带均有销售。当时七厘散已有"儿科圣药"之称。

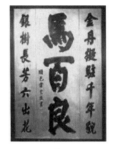

马百良标签

马百良药店曾先后接受过清朝大小官员赠匾牌 11 块之多，其中有钦点翰林院修撰大臣崇琦给马百良先生的"金液银丸"匾牌，以及御赐进士及第翰林院修撰加一级梁耀枢为马百良先生题的"仁人利普"匾牌。清光绪时为鼎盛时期，今佛山祖庙大殿内 72 件形态各异、制作精美的青铜兵器仪仗，就是该号于清光绪二十五年耗费巨资所制。

此后，马百良儿子为使生意更进一步发展，便在豆豉巷另设新店扩大营业，用"宝炉牌"作为注册商标，称为"宝炉牌马百良七厘散"。此外，还生产通关散、盐蛇散、回春丹、附桂理中丸、六味地黄丸、熊胆丸、发汗酒等成药，雇佣工人达三四十人。20 世纪 30 年代初，马百良之子相继去世，由孙子马仲、马饶、马剑泉继承祖业。1938 年，广州、佛山相继沦陷，马氏兄弟逃难到了香港，马百良药品也停止了生产。于是社会上的投机商，纷纷冒牌生产"七厘散"。1941年马剑泉回到佛山后，恢复生产，但由于受到冒牌货的冲击，难于推销。马仲在广州设店生产，亦发展不起来。马剑泉便与佛山之成药商梁仕、梁富、杨尧等人联营，决心重振马百良"七厘散"之雄风，于是将各家存有的冒牌"七厘散"全部收购，改售"宝炉牌"正货，并登报声明，马百良"七厘散"又重新面世。在广州由马仲经营的七厘散则用像牌注册，因此，七厘散有"宝炉牌"与"像牌"两种。马剑泉与梁仕等人联营三年期满后，接回自己经营，雇佣工人四五十人，比全盛时期更发展一步。新中国成立后，马剑泉去了香港，内地业务由杨尧代理，1956 年公私合营时并入联合制药厂。今佛山冯了性药业有限公司所产的"儿科七厘散"仍沿用马氏处方，为儿科良药。

（五）梁财信驳骨，鸡脚换鸭脚

梁财信祖铺在佛山市郊澜石镇。持续经营 150 余年，以自制的跌打丸、跌打酒和跌打膏药风行广东。创始人梁财信，早年随跌打名医潘日舒学艺，为人勤恳、好学，得潘厚爱，潘尽传以跌打秘诀，临终时立遗嘱将所有医书古籍、秘传笔记尽传于梁，梁得其真传后，于清嘉庆十年（1805 年）42 岁时，在澜石镇设馆挂牌行医。由于澜石镇当时是一个重要的杉木集散地，从事杉木加工及搬运的工人近千人，加之石湾陶瓷工人众多，工伤事故不少，而邻近跌打医生有限，凭借潘日舒往日的名声，再加上梁财信聪敏，开馆时业务就兴旺，随后，由于医术不错，名声大起，业务蒸蒸日上。于是用50两银承典了方伯家庙的钟楼两边，采用保元堂为堂号，竖立了一块梁财信医馆的石招牌，成为梁财信的正铺。

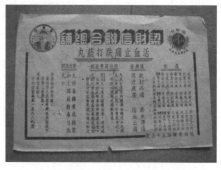

梁财信早期的宣传单

梁财信自己无子，其兄梁财广以长子兰长和次子桂长过继给梁财信，跟随学治疗跌打，并成为主诊医师。清末民初由其孙梁贯之（次子桂长的长子）主理之时，最为兴盛，每天六张医台同时开诊。治疗跌打金疮远近驰名，以至佛山有"梁财信驳骨，鸡脚换鸭脚"之俗谚。医馆不断扩大，成药销量倍增。全盛时期，除正铺外，自建了西栈、东栈和南栈作为诊所和制药工厂。雇用长工200多人，工厂里光碾碎药材的碾船就有12只，每只要用两人整日工作，才能够供应医馆使用。

在民国以前梁财信的各种跌打药品，只是供应来医馆求诊的伤者，少量供应外来的商人或当地华侨出国时购买小量作为防身之用。民国以后，梁财信医馆声名远播，所制的跌打丸、跌打膏药、跌打药酒渐渐形成商品，在市场上有一定销路。加上制售跌打药品有丰厚利润，制作容易，本小利大，而且跌打药品的单方和制作技术对外保密，对内公开，于是梁氏家族子孙都向制售药品方面发展，各树一帜，先后在广州设馆6间，佛山4间，香港3间，澳门、江门、韶关、容奇、大良、西南各1间，商标牌号多达十几种，有日牌、松鹤牌、太极牌、澜石牌、五象牌、三象牌、令牌、金轮牌等等。跌打药品除内销国内各地外，还转销美洲、南洋等地，销售品种主要是跌打丸、跌打膏药和跌打酒。目前，主要由佛山冯了性药业有限公司生产。

（六）李广海跌打医馆

佛山中医药有着悠久的历史和辉煌成就，中医跌打骨科更是人才辈出、名医荟萃，在海内外享有盛誉，李广海便是其中一位佼佼者。在数十年从医生

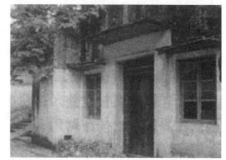

李广海跌打医馆旧址

岭南名优中成药

涯里，他以崇高的品德、精湛的医术名噪海内外，成为岭南一代骨科名医。

李广海字澄波，1894 年出生于佛山栅下茶基一个中医世家。李氏家族是明代尚书李待问支裔，为佛山望族。其父李才干，早年得金山寺僧智明所传跌打医术，于清咸丰年间创"平恕堂"跌打医馆，馆址设于市郊栅下平政桥畔沙涌坊。民国《佛山忠义乡志》记载他"延请立至，除药费外概不受谢，贫者或反有以助之，以故执业数十年曾无蓄积。……寿八十乃终"，兼售跌打药丸、药膏，悉心为伤者医治，执业数十年。李广海在父亲的教导与熏陶下，从小就对中医治疗跌打损伤有着浓厚的兴趣，研读《内经》《伤寒》《金匮》《神农本草》，年龄渐长，就博览《正体类要》《伤科补要》《医宗金鉴》《血证论》等伤科专著，从卷帙浩繁的中医古籍中索隐探秘，为日后从医打下了坚实的基础。16 岁时，李广海便随父亲临证习医。20 岁时，李才干病逝，李广海继承父业，在栅下沙涌坊父亲的医馆旧址设"李广海跌打医馆"悬壶济世，还扩大经营跌打成药，后医馆迁往福庆里（今大福路）等处，直至新中国成立以后。所创"李广海跌打丸"，至今在国内外还有较大销场，历久不衰，是佛山传统名药之一。其后人多从事跌打医业。时至而今，由于药改管理的原因，"李广海跌打丸"正式改名为"伤科跌打丸"，载入药典，其儿子名医李家达及首徒陈渭良（现佛山中医院名誉院长）与佛山冯了性药业有限公司合作研制出治疗跌打损伤、筋骨瘀痛的外伤如意膏。

李广海对继承和发扬祖国医学不遗余力。他结合前人经验及自己见解，提出续筋接骨要注重摸诊手法，"治病者，先要识其体相，知其部位，手法才能得心应手，运用自如。"并常以"未审其常，不识其变"来教导年轻医生。他的手法轻柔稳准，医技精湛。1959 年，一位在江门北街糖厂工作的波兰专家由于肩关节脱臼，两天未能复位而痛苦异常，李广海以娴熟的手法，在伤者毫无痛苦的状态下，顷刻即给予复位，令波兰专家赞叹不已，连称"神医"！

李广海还强调内外治法的辨证施治，因人而施。对于"伤瘀"，主张早期先"大破"，后期则用温补以和血；对体质虚弱的伤者，则主张"攻补兼施"，并区分寒热火伤，分期诊治；早期以清热解毒法祛邪解毒，中期用清热育阴法以祛余毒，并育耗散之津，后期用育阴增液，固本培元。外敷则用自创加丹白药膏，疗效显著；对枪炮弹伤的治疗，或用手术取弹，或用药捻导引，或用丝线缝合伤口，或用拔毒生肌膏外敷，辨证施治。抗日战争时期，这种方法治愈了很多受炮火枪伤的病人。当时广东著名粤剧演员何非凡受枪伤破腹及前臂开放性骨折，李广海采用上述方法为他医治，令他在很短的时间内重返舞台，声艺未减，而一时传为佳话。

(七) 黄恒庵蜡丸馆

该铺设在佛山市走马路（今福宁路），始创于明天启年间。创始人黄恒庵，祖籍顺德，后迁居佛山。他精通医理，在佛山设馆行医，由于注意总结临床经验和对方剂的悉心研究，先后研制出乌金丸、活络丸、牛黄丸、卫生丸、宁神丸和理中丸等几个品种蜡丸，在临床上有较好疗效。明天启七年（1627年），以黄恒庵蜡丸为招牌，在走马路设馆经营。所制售的成药以"乌金丸"最负盛名。此蜡丸是以《正体类要》的气血双补方剂的八珍汤，即党参、白术、茯苓、甘草、熟地、当归、川芎、白芍为基础，突出加以龟板胶、鹿角胶为主药，以蜂蜜混合成丸，外加研成粉末的鹿角炭和艾炭，使丸的外观乌黑发亮，故名为乌金丸，以示贵重。因鹿角胶补阳

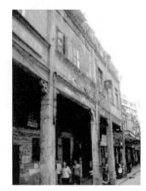

福宁路骑楼

气善通督脉，龟板胶补阴气善通任脉，二者为血肉有情之品，最能峻补阴阳真气而生精血，再配以补而不滞之气血双补八珍汤，对肾中阴阳两虚，任、督精血不足，全身瘦弱，遗精阳痿，两目昏花，腰膝酸软，神经衰弱等有较好疗效，成为广东各州府的士子在明、清两朝科场中常用药。由于名声远播，逐渐推销到福建、江苏、浙江等地。清末又在广州双门底及香港分别设有分店，生意盛极一时。

传至民国时期，由黄乃才执掌，卒时子幼，赖得老管家戴益堂代理业务，祖业得以保住。抗日战争期间，总代理广州源昌号被火烧光，庄口失散，生意低落，老管家戴益堂辞职回乡，业务交回少东黄贤掌管，此时只有香港小量生意。日本投降后，以往的老顾客池裕来愿设店于广州光复路，总代理黄恒庵蜡丸等，同时老管家戴益堂又从广西回来，于是在1945年12月12日复业，生意渐有起色，业务渐上正轨。1948年，戴益堂告老还乡，业务重由黄贤执掌，由于各个代销点与该号交易多年，信誉较好，业务迅速发展，恢复了原来的生产规模。

1954年，黄恒庵的名牌产品乌金丸正式改名为"龟鹿八珍丸"。

1956年公私合营时，"黄恒庵"的经理由其后代子孙黄尧担任。

1958年开始，佛山市各药店所制的中成药都交由市药材公司统一经销，此时龟鹿八珍丸仍有一定销路。后来由于潮汕运往福建的交通不便，同时龟板胶、鹿角胶等原材料供应日感困难，兼之制炼过程比其他中成药复杂，特别是火煅鹿角、鹿骨和艾骨这一工序，工作艰巨，气味难闻，而同类产品层出不穷，在此情况下，产量逐年减少，到1970年完全停止生产。此药品现在已经失传。

岭南名优中成药

（八） 蛇王满

生活在粤、港、澳一带的人，大多知道广州市桨栏路有一间百年老字号的蛇餐馆，它就是誉满海内外的"蛇王满"，是目前中国规模最大的蛇类食品餐馆。

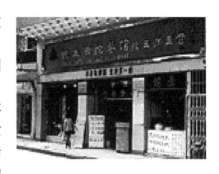

广州蛇王满蛇餐馆

距今一百六十余年前，即清咸丰七年（1857 年），在南海县大沥堡荔庄村姓吴的贫苦农民家庭里，一名男婴呱呱坠地，父母亲单取一个"满"字，希望日后米缸常满，他就是以后名扬四海的广东最早的蛇餐祖师"蛇王满"。

少年时，吴满以捕蛇、采药为生，被人称为"蛇仔满"。吴满捕捉的蛇最初在大沥圩摆卖，后来销路日广，便带徒捕捉，将蛇胆卖给制售蛇药的药店，人们尊称为"蛇王满"。光绪十一年（1885 年），吴满在广州桨栏路开设蛇店，出售活蛇、蛇胆，以"蛇王满"作店名。此后，各大酒家如大三元、南国、西园、北园等群起效仿，纷纷以蛇羹作为补品名菜。先后开业的蛇餐馆有"蛇王林""蛇王福""蛇王启""蛇王金""广杏林"等十几家。到 20 世纪 20 年代，吴满又在佛山汾流街开设"蛇王满"分店。

吴满开设蛇店后，就在蛇上做文章，对蛇类综合利用。他用蛇胆制成药——三蛇胆陈皮末、三蛇胆川贝末、三蛇胆半夏末、三蛇胆南星末、三蛇胆油、三蛇胆追风膏药、三蛇胆酒。由于蛇胆成药能够治疗咳嗽、风湿、小儿急慢惊风等多种疾病，深受群众欢迎，产品远销国内外，现主要由冯了性药业生产。

过去，敢于吃蛇肉的人很少。吴满觉得杀蛇取胆后舍弃蛇肉十分可惜，他认为蛇肉不但美味可口，还可补养身体和治疗风湿。他鼓励病后体弱患者和风湿患者吃蛇肉，并教人加入少量肉类或药材熬汤，但许多人未敢尝试。他将蛇肉和配料熬汤后送给保滋堂药店店员品尝，他们吃后大加赞赏。后来，蛇王满店经营蛇餐，食客由少到多。吴满和伙伴们逐步改进吃蛇方法，他们将蛇肉撕成肉丝，加入冬菇、木耳、马蹄、姜、陈皮、鸡、蚬鸭等烩羹，称为"三蛇羹"，再加野狸，则称为"龙虎凤会"。在"蛇王满"的推动下，广州各大酒家也纷纷制作蛇餐。

1938 年，日军侵占广州、佛山，广州蛇王满店被焚，夷为平地，佛山分店也关门停业。翌年，吴满与伙伴吴楫川合作，在广州桨栏路重开蛇王满店，佛山分店则由女儿吴桂荷经营。

（九）冯了性名优中成药

1. 冯了性风湿跌打药酒

【方剂组成】丁公藤、桂枝、麻黄、羌活、当归、川芎、白芷、补骨脂、乳香、猪牙皂、陈皮、苍术、厚朴、香附、木香、枳壳、白术、山药、黄精、菟丝子、小茴香、苦杏仁、泽泻、五灵脂、蚕砂、牡丹皮、没药。

【性　　状】本品为棕黄色至红棕色的液体；气香，味微苦、甘。

【功能主治】祛风除湿，活血止痛。用于风寒湿痹，手足麻木，腰腿酸痛，跌仆损伤。

【规　　格】每瓶 500 毫升。

【用法用量】口服。一次 10 ~ 15 毫升，一日 2 ~ 3 次。外用，擦于患处；若有肿痛黑瘀，用生姜捣碎炒热，加入药酒适量，擦于患处。

【注意事项】忌生冷、油腻食物。外用时用毕洗手，切勿接触眼睛，皮肤破溃处禁用。服药期间不宜同时服用人参或其制剂。感冒时不宜服用。口服时高血压、心脏病患者慎用。肝病、糖尿病、肾病等慢性病严重者应在医师指导下服用。孕妇禁内服，忌擦腹部。

2. 抱龙丸

【方剂组成】茯苓、赤石脂、广藿香、法半夏、陈皮、厚朴、薄荷、紫苏叶、僵蚕（姜炙）、山药、天竺黄、檀香、白芷、砂仁、防风、荆芥、白附子、独活、白芍、诃子（去核）、荜茇、白术（炒）、川芎（酒蒸）、木香、朱砂、天麻、香附（四制）。

【性　　状】本品为棕褐色的大蜜丸；气香，味甘、辛、辣。

【功能主治】祛风化痰，健脾和胃。用于脾胃不和，风热痰内蕴所致的腹泻，症见食乳不化，恶心呕吐，大便稀、有不消化食物。

【规　　格】每丸重 1.56 克。

【用法用量】口服。一岁以内一次 1 丸，一至二岁一次 2 丸，一日 2 ~ 3 次。

【小 贴 士】梁仲弘所创"抱龙丸"当时被人们作为居家必备的"看门药"，凡婴幼儿患上急慢性惊风病症者一经服用，立即药到病除。由于药效显著，携带使用方便，在明末清初时已名闻天下。不但行销全国各大城市，就连穷乡僻壤，尤其是缺医少药的地区，家有婴幼儿者莫不贮备，以应急需。至今仍然是卓有疗效的儿科用药。佛山中成药业专家认为，"抱龙丸"为生活在珠三角的民众一代一代健康繁衍作出了独特的历史贡献。早在清康熙初年屈大均的《广东新语》

中，已备受推崇："广东抱龙丸为天下所贵。"

3. 保济丸

【方剂组成】钩藤、广藿香、菊花、蒺藜、苍术、厚朴、葛根、天花粉、薄荷、白芷、广东神曲、茯苓、薏苡仁、木香、稻芽、化橘红。

【性　　状】本品为朱红色的水丸；气芳香，味微苦、辛。

【功能主治】解表，祛湿，和中。用于腹痛腹泻、噫食嗳酸、恶心呕吐、肠胃不适、消化不良；舟车晕浪；四时感冒，发热头痛。

【规　　格】每瓶装：1.85 克；3.7 克。

【用法用量】口服。一次 1.85 ~ 3.7 克，一日 3 次。

【注意事项】外感燥热者不宜服用。不适用于急性肠道传染病之剧烈恶心、呕吐、水泻不止者，此类患者应及时到医院就诊。孕妇忌服。

【小　贴　士】本品也是广州王老吉的传统老牌产品，是东南亚一带妇孺皆知的著名中成药、国家中药保护品种。

4. 儿科七厘散

【方剂组成】人工牛黄、人工麝香、全蝎（姜、葱水制）、僵蚕、珍珠、朱砂、琥珀、钩藤、天麻（姜汁制）、防风、白附子（制）、蝉蜕、天竺黄、硝石、雄黄、薄荷、牛膝、甘草、冰片。

【性　　状】本品为浅棕色的粉末；气香，味甘、凉。

【功能主治】清热镇惊，祛风化痰。用于小儿急热惊风，感冒发热，痰涎壅盛。

【规　　格】每瓶装 0.26 克。

【用法用量】口服。一岁以下一次 1/2 瓶，一岁以上一次 1 瓶，一日 1 次。

【注意事项】不宜久服，中病即止。

【小　贴　士】儿科七厘散精选特质珍珠、琥珀等上等药材，对婴儿无副作用，对诸惊各病功效显著，实为小儿科良药。

5. 梁财信跌打丸

【方剂组成】牡丹皮、三棱、莪术、防风、延胡索、五灵脂、乌药、桃仁、柴胡、当归尾、木香、黑老虎、韩信草、小驳骨、鹅不食草、鸡骨香、两面针、骨碎补、赤芍、郁金、续断、蒲黄、益母草、红花、大黄（黄酒炖）、枳壳、青皮、徐长卿、牛大力、大驳骨、朱砂根、毛麝香。

【性　　状】本品为棕褐色的大蜜丸；气芳香，味辛、苦。

【功能主治】活血散瘀，消肿止痛。用于轻微跌打损伤，积瘀肿痛，筋骨扭伤。

【规　　格】每丸重 6 克。

【用法用量】口服。一次 1 丸，一日 2 次。外用，用淡酒将丸炖溶后涂擦患处。

【注意事项】孕妇忌服。

6. 伤科跌打丸

【方剂组成】大黄、白芍、地黄、当归、制川乌、香附、蒲黄、三棱、防风、红花、莪术、续断、郁金、五灵脂、乌药、牡丹皮、柴胡、三七、木香、枳壳、青皮、延胡索。

【性　　状】本品为黑褐色至黑色的大蜜丸；气微腥，味苦。

【功能主治】活血散瘀，消肿止痛。适用于跌打扭伤、积瘀肿痛。

【规　　格】每丸重 7.8 克，外销 12.5 克，一盒 10 克。

【用法用量】口服。常用量，每服 1 丸，一日 1 次。外用，用酒调擦敷患处。

【小 贴 士】本品为跌打名医李广海秘方，内服以活血化瘀、通络见长，外敷以消肿、止血、止痛见优，是内外兼治的跌打药物。

7. 十香止痛丸

【方剂组成】香附（醋炙）、乌药、檀香、延胡索（醋炙）、香橼、蒲黄、沉香、厚朴、零陵香、降香、丁香、五灵脂（醋炙）、木香、香排草、砂仁、乳香（醋炙）、高良姜、熟大黄。

【性　　状】本品为深棕褐色的大蜜丸；气香，味微苦。

【功能主治】疏气解郁，散寒止痛。用于气滞胃痛、两胁胀痛、胃脘刺痛、腹部隐痛。

【规　　格】每丸重 6 克。

【用法用量】口服。每服 1 丸，一日 2 次。

【注意事项】孕妇慎用。

【小 贴 士】本品为清代佛山《保滋堂》验方，是按"芳香能止痛"之中医理论，选用十种芳香理气中药，加上行气止痛的乌药、延胡索等制备而成。

8. 人参再造丸

【方剂组成】人参、蕲蛇（酒炙）、广藿香、檀香、母丁香、玄参、细辛、香附（醋制）、地龙、熟地黄、三七、乳香（醋制）、青皮、豆蔻、防风、制何首乌、川芎、片姜黄、黄芪、甘草、黄连、茯苓、赤芍、大黄、桑寄生、葛根、麻黄、骨碎补（炒）、全蝎、豹骨（制）、僵蚕（炒）、附子（制）、琥珀、龟甲（醋制）、粉萆薢、白术（麸炒）、沉香、天麻、肉桂、白芷、没药（醋制）、当归、草豆蔻、威灵仙、乌药、羌活、橘红、六神曲（麸炒）、朱砂、血竭、人工麝香、冰片、牛黄、天竺黄、胆南星、水牛角浓缩粉。

【性　　状】本品为黑色的大蜜丸；味甜、微苦。

【功能主治】益气养血，祛风化痰，活血通络。用于气虚血瘀、风痰阻络所致的中风，症见口眼歪斜、半身不遂、手足麻木、疼痛、拘挛、言语不清。

【规　　格】每丸重 3 克。

【用法用量】口服。一次 1 丸，一日 2 次。

【注意事项】孕妇忌服。

二、德众药业：德在药中，药为大众

佛山德众药业有限公司（以下简称德众药业）源于清光绪十八年（1892 年）"源吉林甘和茶""少林跌打止痛膏"的始创成功。历史兴替，店号盛衰，与佛山这个岭南成药的发祥地一起，作为德众前身的中药作坊由清朝的鼎盛转民国的衰败，直至新中国成立后才又复苏，历经发展，1998 年 11 月 1 日佛山市制药二厂转制为中外合资企业，成为今天的佛山德众药业有限公司。

公司系列产品中，有驰名百年、历久不衰的老产品"源吉林甘和茶""少林跌打止痛膏"等。

（一）梁家园与少林跌打止痛膏

梁家园创始人梁奕纲，祖籍新会，精研中医之道，于清光绪十二年（1886 年）创立此号。主营成药有少林真传膏药、疳积散、止咳丸、癣癞药等，以前者最负盛名。始创在隔塘大街，此后曾迁至石巷锦里、莲花路、福贤路等处，抗战胜利后在汾宁路。其少林膏药处方来自福建少林寺西谷禅师（梁津乘《佛山成药业调查》），由于疗效确切，一经推出，即为佛山手工业工人所乐用，遂取得成功。至清末民初时则屡遭挫折，低潮时甚至兼营毛笔、漆扫等。民初其孙梁津乘主理后，独卖少林膏药一味，并大力改善经营和宣传手法，店务得以中兴。抗战前国内代理客户逾万，销路扩展至海外。此后一直维持至新中国成立后公私合营。今梁氏少林膏药处方仍是佛山跌打成药的重要依据，德众少林跌打止痛膏即由此演变而来，被誉为伤科跌打圣药、佛山无影脚的保护神。

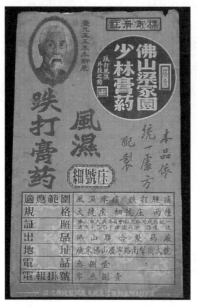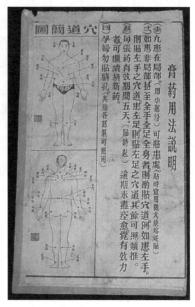

梁家园少林跌打止痛膏宣传单

（二）源吉林甘和茶

"源吉林甘和茶"为口服中成药、鹤山传统中药。问世至今已有百余年历史。其创始人源吉荪，是鹤山霄乡人，早年在佛山汾水铺聚龙街（今日之南擎街）经营"三昌颜料店"。其子源文湛对中医药素有研究，业余常为亲友邻里开方治病。清光绪十八年（1892 年），他采家乡草药，与父兄研制出甘和茶、回春散、戒烟丸、牙痛水、肚痛丸等中成药，并以"流泽堂源吉林"的牌子，在"三昌颜料店"内兼营上述几个中成药产品。

源吉林甘和茶具有疏风清热解渴生津功效，价格低廉，服食方便，受到广大群众的欢迎，很快便风行四乡。源氏家族把握时机，突出甘和茶的特点，使出"夏季赠饮"的绝招，在珠江三角洲一带，采取试饮、赠饮施茶，即仿效赈灾施粥的做法，派出员工在珠江三角洲城乡一带和路边茶亭歇息处，将煲好的甘和茶免费请过路人饮用，并赠送少量成品，同时把广告招纸到各地张贴和散发，持之以恒。就这样，经过一段时间的努力，甘和茶的影响逐渐扩大，其市场逐渐从珠三角伸展到粤东和粤西。在清光绪二十四年（1898 年），广东中北部一带发生流行性感冒蔓延，源氏家族动员全部力量赠饮送药，宣传甘和茶疏风清热的功效。施茶者逢人便说："饮甘和茶入口苦的，是感冒未侵，饮之可以预防；入口微甜的，是感冒已侵，饮之可以治病。"这就越发吸引过路人跃跃欲试了。不少人在服用后，轻者获得痊愈，重者也减轻病症。患者在感激之余，有一传十、十传百地推介甘和茶的，有写来感谢信的，有登门致谢的，也有致送牌匾、颂扬备至的，甘和茶的名声于是大振。

至光绪三十一年（1905年），甘和茶的销售量呈直线上升，达到20万盒以上，于是源氏家族遂撤销了颜料业，决定在佛山专营甘和茶，并将店号正式定名为"源吉林号"，所产甘和茶正式命名为"源吉林甘和茶"。

（三）德众名优中成药

1. 少林跌打止痛膏

【方剂组成】芥子、牛膝、骨碎补、何首乌、木瓜、续断、泽兰、莪术、五加皮、猴骨、海风藤、韩信草、漆树根、人字草、鸡骨香、辣蓼、驳骨丹、黑面神、重楼、老虎簕、桔梗、大黄、独活、杜仲、附子、地黄、蔓荆叶、一点红、大风艾、半枫荷、三棱、走马胎、马鞭草、荆芥、宽筋藤、节节花、草乌、小茴香、红花、三七、细辛、当归尾、鹅不食草、川芎、麻黄、飞天蠄蟧、琥珀、胡椒、自然铜（煅）、龙血竭、独脚乌柏、血余炭、马钱子、樟脑、水杨酸甲酯、肉桂油、丁香罗勒油、枫香脂、薄荷脑。

【性　　状】本品为棕褐色的片状橡胶膏；气芳香。

【功能主治】活血散瘀，消肿止痛。用于跌打肿痛、腰膝关节疼痛。

【规　　格】7厘米×10厘米。

【用法用量】外用，贴患处。

【注意事项】孕妇慎用；皮肤局部破损者慎用。

【小　贴　士】本品以前的传统剂型黑膏药，使用起来非常不便。德众药业利用现代制药技术，将其改进为橡皮膏剂型，使其疗效和使用方便程度都得到了极大的改善。

2. 源吉林甘和茶

【方剂组成】紫苏叶、青蒿、香薷、薄荷、葛根、前胡、防风、黄芩、连翘、桑叶、淡竹叶、广藿香、苦丁茶、水翁花、荷叶、川木通、栀子、茵陈、粉萆薢、槐花、威灵仙、苍术、厚朴、陈皮、乌药、布渣叶、山楂、槟榔、紫苏梗、龙胆、旋覆花、甘草、牡荆叶（嫩叶）、千里光（嫩叶）、玉叶金花。

【性　　状】本品为黑棕色皱缩卷曲的药茶叶（盒装茶）或为黑棕色的碎药茶叶（袋泡茶）；气香，泡后味甘、微凉。

【功能主治】疏风清热，解暑消食，生津止渴。用于感冒发热，头痛，骨节疼痛，食滞饱胀，腹痛吐泻。

【规　　格】盒装茶每盒装 6.8 克；袋泡茶每袋装 2.5 克。

【用法用量】开水泡服或煎服，一次 2～3 小盒，一日 1～2 次。

【小　贴　士】本茶还可以于暑夏作为解暑生津止渴之饮料，并可预防暑月感冒之发生。本方主要是应用于夏季暑病的预防和辅助治疗的饮料性药品。治疗感冒、小儿夏季热等。

3. 维 C 银翘片

【方剂组成】山银花、连翘、荆芥、淡豆豉、牛蒡子、桔梗、甘草、薄荷素油、芦根、淡竹叶、维生素 C、马来酸氯苯那敏、对乙酰氨基酚。

【性　　状】本品为糖衣片或薄膜衣片，除去包衣后显灰褐色层与白色层，或显灰褐色，夹杂有少许白点；气微，味微苦。

【功能主治】疏风解表，清热解毒。用于流行性感冒引起的发热头痛、咳嗽、口干、咽喉疼痛。

【规　　格】每片含维生素 C 49.5 毫克、对乙酰氨基酚 105 毫克、马来酸氯苯那敏 1.05 毫克。

【用法用量】口服。一次 2 片，一日 3 次。

【注意事项】用药期间不宜驾驶车辆、管理机器及高空作业等；肝肾功能不全者慎用，或遵医嘱。

【小　贴　士】本品是中西结合制剂，在清代名医吴瑭《温病条辨》所载"银翘散"方的基础上，加入维生素 C、对乙酰氨基酚、马来酸氯苯那敏三种西药，可以产生协同作用。德众维 C 银翘片（双层片）药片由两层构成，将中药干浸膏和西药通过双层压片机压成药片，中药成分一层，维生素 C 等西药成分一层，从而保证了维生素 C 含量的稳定和药品的疗效。

4. 乳结康丸

【方剂组成】柴胡、郁金、枳壳、川芎、皂角刺、乳香、三棱、莪术、当归、党参、白芍、海藻、昆布、玄参、夏枯草、浙贝母、牡蛎。

【性　　状】本品为黑色浓缩水蜜丸，除去包衣显黑褐色；气香，味甘，微苦。

【功能主治】舒肝解郁，化瘀祛痰，软坚散结，通络止痛。适用于肝郁气滞，痰凝血瘀所致的乳房肿块、胀痛、有触痛，或固定痛，胸肋胀痛，胸闷不适，抑郁易怒，诸症随情绪变化而加重，以及乳腺增生病见于上述证候者。

【规　　格】每袋装6克。

【用法用量】口服。每次6克，一日3次，8周为1疗程，或遵医嘱。

【注意事项】孕妇、哺乳期妇女禁用，经期停服，服药后胃脘不适者可饭后服用，有胃溃疡、胃炎史者请遵医嘱。

5. 鼻炎康片

【方剂组成】广藿香、苍耳子、鹅不食草、麻黄、野菊花、当归、猪胆粉、黄芩、马来酸氯苯那敏、薄荷油。

【性　　状】本品为绿色薄膜衣片，除去包衣后显浅褐色至棕褐色；味微甘而苦涩，有凉感。

【功能主治】清热解毒，宣肺通窍，消肿止痛。用于急慢性鼻炎、过敏性鼻炎等。

【规　　格】每片重0.37克（含马来酸氯苯那敏1毫克）。

【用法用量】口服。一次4片，一日3次。

【注意事项】孕妇及高血压患者慎用，用药期间不宜驾驶车辆、管理机器及高空作业等。忌食辛辣食物；不宜过量、久服。

6. 鼻炎滴剂

【方剂组成】金银花、辛夷油、冰片、黄芩苷、盐酸麻黄碱。

【性　　状】本品为黄棕色的澄清液体。

【功能主治】散风，清热，通窍。用于风热蕴肺型急慢性鼻炎。

【规　　格】每瓶装10毫升（每毫升含黄芩苷20毫克、盐酸麻黄碱5毫克）。

【用法用量】喷入鼻腔内，一次1～2揿，一日2～4次。

【小　贴　士】本品的特点是通过迅速收缩鼻黏膜毛细血管起到除鼻塞的作用，通过杀菌消炎、促进损伤鼻黏膜修复来达到消除痛苦、保护黏膜、防止反复发作感染的目的，作用温和而安全、稳定，因含冰片及辛夷油，增加了患者使用时的舒服感。

第三章

广州中成药老字号

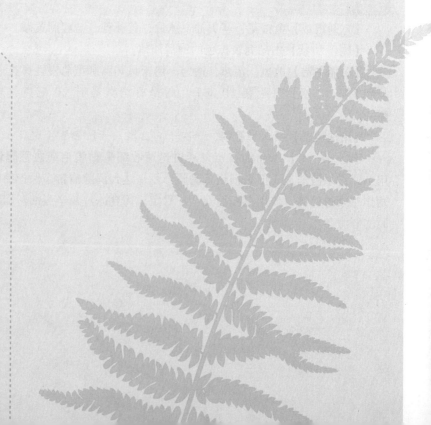

作为岭南地区的中心城市，广州具有最好的适合中医药发展的土壤，对绝大多数广州人而言，"保健找中医，有病服中药"，是一种再自然不过的生活习惯。而广州的中成药老字号可以说是成行成市了，陈李济、敬修堂、潘高寿、王老吉、奇星、中一等等均是百年以上老字号。现将众多老字号历经风雨重组变更的简要历史梳理于下。

据《广州工商经济史料》记载，"公私合营联合制药厂"是在中华人民共和国成立之初国家对民族工业实行社会主义改造后的称呼。1965年10月，广州市医药行业进行了调整，中、西药厂实行分开层级管理，于是成立了广州中药制药总厂（隶属广州市化工局），对全市属下的9家中成药厂实行统一经营管理，属下企业名称按数字排列，都称为"广州中药×厂"。

广州中药一厂，即原"保滋堂联合制药厂"，由公私合营保滋堂联合制药厂、公私合营迁善堂联合制药厂及地方国营为群磨粉厂3家企业合并组成。公私合营保滋堂联合制药厂，由原保滋堂、崇佛氏、梁财信、黄中璜、刘贻斋、杨觉奄、杏春园等共8个私营厂合并，又并入子记、祥记、泰记、宝山、杏林堂5个小厂组成；公私合营迁善堂联合制药厂，由迁善堂、橘花仙馆、百昌堂、集兰堂、广芝馆、善德堂、瑞草堂等7个私营厂合并组成。

广州中药二厂，即原"公私合营陈李济联合制药厂"，是以陈李济为主厂，先后并入神农、万春园、伟氏、冯致昌、何弘仁、燮和堂、橘香斋等7家药厂，以及甘泉药社、大生合记蜡店组成。1980年9月，经批准恢复"广州陈李济药厂"厂名，同年中国药材公司确定陈李济药厂为国家重点中药厂。

广州中药三厂，即原"公私合营李众胜联合制药厂"，以李众胜堂药厂为基点，合并何明胜堂、广祯祥、马百行、必得胜、太和洞、唐人、邹家园、胜利药号等9家私营制药业组成。1989年再度改名为"广州众胜药厂"。

广州中药四厂，即原"公私合营马百良联合制药厂"，由马百良、江伯昭、梁济时、蛇王福、两仪轩、叶联合、杨桐竹林、黄体超、公生药厂、奇和成药社等10间厂组成。1977年7月，广州中药一厂和广州中药四厂合并，沿用"广州中药一厂"的名字。2002年吸收合并了广州众胜药厂，并从厂制改为公司制，成立"广州中一药业有限公司"。

广州中药五厂，即原"公私合营岐生堂联合制药厂"，由岐生堂、岐寿堂、何世昌、何家园等14家私人中成药店铺作坊合并而成。1981年广州中药五厂改名为"广州奇星药厂"。

广州中药六厂，即原"公私合营敬修堂联合制药厂"，以敬修堂钱树田中药厂为基点，并入万灵堂中药厂、张安昌中药厂、邓可安佐寿堂药店、黄贞庵药局等 8 家私营企业和邓俊庭、岐芝堂等 14 家个体药业组成。1978 年恢复广州敬修堂药厂之名。

广州中药七厂，即原"公私合营潘高寿联合制药厂"，由潘高寿与生产止咳枇杷露、止痛散、济众水的大同成药社和生产白萝仙咳水及丹杜莲皮肤水的中华成药社合并组成。1981 年恢复广州潘高寿药厂之名。

广州中药八厂，即原"公私合营潘人和联合制药厂"，由潘人和、冯了性、梁广济、欧家全、海辐禅院等 13 家中药店铺作坊先后合并而成。1979 年 10 月，"广州中药八厂"并入"广州中药五厂"。

广州中药九厂，即原"公私合营王老吉联合制药厂"，由王老吉与生产神曲茶的"何天福""存仁堂""嘉宝栈""康寿堂"，生产外感平安茶、平安散的"陈燃氏"，生产午时茶的"卢薛昌"和生产快应茶的"常炯堂"合并而成。1979 年同专门生产保济丸的 1302 厂合并，1982 年改名为广州羊城药厂。1992 年转制，成为以国家股为主体的股份制企业，改名广州羊城药业股份有限公司。2004 年 3 月 4 日，广州羊城药业股份有限公司更名为广州王老吉药业股份有限公司。

一、陈李济：同心济世，救急扶危

陈李济是我国最早建立的中成药企业之一，距今已有 420 余年的历史，是与北京同仁堂、杭州胡庆余堂齐名的中华老字号。在清代，同治皇帝因服其"追风苏合丸"，药到病除，称其神效。由此，以"杏和堂"为商号的陈李济名噪大江南北。光绪年间，"帝师"翁同龢又为之题写"陈李济"店名，三个鎏金大字至今尚存。陈李济人世代传承"工艺虽繁必不减其工，品味虽多必不减其

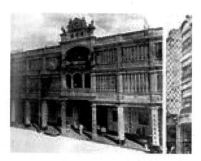

当年的陈李济广州总行（现北京路银座）

物"的制药宗旨，悉心研制炮制技术，形成陈李济的特色工艺，保证产品的质量和疗效。陈李济采用独特工艺自制的"百年陈皮"，曾被清同治皇帝钦定为贡品；陈李济于清初首创、制售的蜡壳丸，首开中药包装工艺先河，为"广药"地位奠定了基础，也因此才有"皇帝御笔亲书杏和堂"和"滇南丸贵"的传奇经历。

2010 年 9 月 28 日，吉尼斯世界纪录认证官员在广州白云国际会议中心正

岭南名优中成药

式宣布，广药集团广州陈李济药厂申报吉尼斯世界纪录现场认证正式通过。这也意味着当时已有410年历史的陈李济成为全球公认的最长寿药厂。

陈李济的主要产品有龙头产品壮腰健肾丸、以创新的"双层药丸"工艺研制的补脾益肠丸、华南地区久负盛名的乌鸡白凤丸、专治"喉咙痛"的喉疾灵胶囊以及治疗类风湿关节炎的昆仙胶囊等。

陈李济 (1600年) → 甘泉药社 大生合记蜡店

神农 万春园 伟氏 冯致昌 何弘仁 燮和堂 橘香斋

公私合营陈李济 联合制药厂 (1965年)

广州陈李济药厂 (1980年)

陈李济发展脉络

(一) 陈李同心，和衷济世

明万历二十七年（1599年）岁末，有南海西樵李升佐颇谙医道，在大南门已末牌坊脚经营草药店，有一日乘船经商归来，船靠岸后，发觉所坐有一包银两。李虽是商人，并不因财昧义，于是在码头久候失主。等了许久，见一人焦虑灼灼遍寻四处。此人是广东南海县商人陈体全，他收得货银乘船回广州后，匆忙上岸，将货银遗落在船上。确认无误后，李当即将遗银归还失主。陈为表感谢，意欲酬报，被李婉言谢绝，于是他诚恳提出，拿出遗金半数，投资于李经营的中草药店。李谦辞再三，终不能却，只好应允。于是，两人用红柬写下合伙文书，上

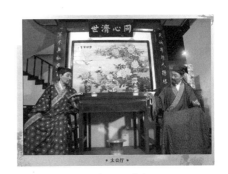

陈李两公蜡像

书："本钱各出，利益均沾，同心济世，长发其祥。"并将其店号定名为"陈李济"，寓"陈李合作，同心济世"之意。自此，"陈李济"的店号就在广州城南双门底（今北京路）挂将起来。

在"同心济世"的宗旨引领下，历代陈李济人以行善为乐事，扶危济困，施药赠茶代代不辍。坊间更有许多美丽的传说。一说陈李济新张之日，有铁拐李化乞丐前来参加贺仪，酒足饭饱后，在捣药的臼中大出其恭而变作仙丹。于是陈李济有"仙人臼出仙丹灵药"传说不胫而走，满城风闻。据说陈公怕石臼被盗，延聘石匠按仙人臼式样，打造了72只。

二说陈体全曾醉卧西樵，夜遇九天玄女嘱其"济世扶贫，行善积德"，并赐天书授岐黄之术。为此陈李济几百年来定下一条规矩，就是"同心济世，救急扶

危"，在市民心中树立了陈李济"同心济世"的形象。凡是路过门市者，一旦不测晕倒或受伤，必施药相救。故在门市经常备有如追风苏合丸、行军散、万应如意油、黎峒丸……以应不时之需。陈李济曾自组"消防队"，当时汉民路一带尽是木屋平房，秋季干燥时会引发火灾。也是为了自身安全，陈李济组织有一支二十壮丁的消防队，三辆水车也不忘漆写"杏和堂——救急扶危"，因此很得街坊口碑。

（二）神州争说陈李济，有口皆碑杏和堂

在清王朝，陈李济的蜡壳药丸亦颇负盛名。"乌鸡白凤丸"到了清廷，已是宫廷秘方，专供后宫应用。据说慈禧太后能老而愈壮，朱颜不改，是因为她长期服食陈李济的"乌鸡白凤丸"。同治皇帝一次偶染风寒，腹痛吐泻不止。几位御前的太医忽然想起御街外广东陈李济所设药摊有"追风苏合丸"，即奏明同治帝。慈禧太后即传谕："陈李济药丸，真极品也，皇帝可用之。"果然一服腹痛立止，疴呕即谕。陈李济乃名噪京城。龙颜大悦，御笔亲书"杏和堂"敕赐，钦定"陈李济杏和堂"以示褒奖。每年秋试，举子们入京力搏龙门一跃，因千里迢迢进京赶考，举子们不免会受些风寒之侵。陈李济不失时机，运送诸如追风苏合丸、琥珀抱龙丸等药进京，以应不时之需。于是在国子监门外以红纸包一丸，并自编歌唱颂，歌以赠之，药到病除，赢得"广药"之誉。

（三）古有"洛阳纸贵"，后有"滇南丸贵"

"老字号、老地方、老产品"，这是"陈李济"内部一句叫"三老"的名言。"老字号"容易理解，"老地方"是指几百年始终在北京路这一处所在，"老产品"则是指乌鸡白凤丸、壮腰健肾丸等老产品一直延续。但如果就此认为"陈李济"倚"老"而避新，那就大错而特错了。

"陈李济"已延续 420 多年，时至今日仍是一个活力四射的中药企业，常变常新正是关键。最叫人拍案叫绝的，莫过于它创造了蜡壳药丸的制作工艺，这是当时中药行业里"领导药品包装新潮流"很长一段时间的一件盛事。

陈李济的蜡丸工艺

岭南天气潮湿，多数中药材含有糖、淀粉、挥发物等成分，极易吸潮、霉变或招惹虫蛀。成药的保存问题一直难以解

岭南名优中成药

决，比如陈李济苏合香丸中的苏合香是地中海盛产的一种芳香树脂，可用于治心绞痛等心脏病，但却极易挥发。300 年前已具备一定规模和经济实力的陈李济在生产实践中创造性地用蜡壳对药物进行包裹，即蜂蜡与木蜡混合铸成蜡壳，先割成半球形，然后将药丸裹在其中，再用蜡密封，这样就可久存而不变质。抗战期间，在陈李济附近的一口井中曾捞上来许多"蜡壳大蜜丸"，经过数十年浸蚀而丝毫无损，其制作之精良令人叹为观止。这种蜡壳包装技术，后来也引发了那时北京、杭州等其他中药制造中心中药包装的革命，被各地广泛使用，成为"南药"对内地中药生产作出的贡献之一。时至今日，蜡壳包装仍保持原有风格。

令人瞩目的是，20 世纪 80 年代初，联合国教科文组织专门选择将"陈李济"的蜡壳丸生产工艺拍成电视录像片，向全世界广为推荐。愈是民族的就愈是世界的，这在"陈李济"产品身上又一次得到印证。

古有"洛阳纸贵"，后有"滇南丸贵"之传，据说一丸陈李济的"追风苏合丸"在云南怒江、西双版纳等地可换售银元一个。

(四) 古方正药诚为本，同心济世四百年

为弘扬"同心济世"的企业精神和突出古方正药特色，履行传承岭南中成药文化的社会责任，陈李济建立了岭南地区首家中药行业博物馆——"陈李济中药博物馆"。博物馆以中药传统制作工艺为主要内容，以场景还原为主要表现形式，配合多种先进演示手段，展现中药历史、中药工艺。走入陈李济中药博物馆，大厅正中悬挂着"陈李济"黑底金字牌匾，下方写有"古方正药诚为本，同心济世四百年"的对联，中间配以"同心济世"图，象征了陈李济 400 多年来的写照。

"古方"即古代固有成方、验方。古方正药之"正"，就正在用料必用"天字第一号"的正品一等的地道货：东北的人参鹿茸、化州的橘红、德庆的何首乌、肇庆的芡实、阳春的砂仁。作为广东老版三宝"陈皮、老姜、禾秆草"之一的陈皮，故有"广皮"之谓，而"广皮"又以新会所产之柑皮为最佳。每逢新会冬柑收获，陈李济必派人前去采购，就地晒干，用草包打包，每包用竹签标明年号，运回厂中。陈李济自有一套传统的"秘制工艺"，因旧厂

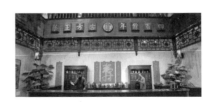

陈李济中药博物馆大厅

为木楼结构，陈皮收于二楼仓中，一楼为煮蜜糖工序，煮沸了的蜜糖香气氤氲，透过楼板，渗入仓中的陈皮之内，陈皮长期吸收蜜糖之味，外皮变黑，内肉变茶色，气味芬芳，久煮不烂，所贮时间越长越好，贮百年者更佳，称旧陈皮。厂里

调用陈皮则按年号使用，推陈出新，充分发挥"广皮"药效。当年同治皇帝就曾钦点陈李济所贮百年陈皮调京御用。

配方严谨，选料上乘，还需精心炮制。陈李济一贯奉行"工艺虽繁必不减其工，品味虽多必不减其物"的制药宗旨。应用药材阴枝的就不用阳枝，应用根茎的而绝不用其叶；"肉"用水熬制浓缩，"皮"则用粉碎方法去掉纤维，以保证药丸细腻的"皮肉分离"。制作之精工，炮制东北鹿茸必燎去茸毛，用尖刀刮清开片后用酒炖；附桂理中丸的干姜，是由 100 斤生姜炒至 35 斤外黑而姜心微黄的炮姜；还有剪边的羊藿叶、取前三段的益母草、三蒸九晒的熟地、去芦头的人参和天麻、去芯的莲子等等，都是古方正药"正"之所在。

（五）陈李济名优中成药

1. 乌鸡白凤丸

【方剂组成】乌鸡（去毛爪肠）、鹿角胶、鳖甲（制）、牡蛎（煅）、桑螵蛸、人参、黄芪、当归、白芍、香附（醋制）、天冬、甘草、生地黄、熟地黄、川芎、银柴胡、丹参、山药、芡实（炒）、鹿角霜。

【性　　状】本品为黑褐色至黑色的水蜜丸；味甜、微苦。

【功能主治】补气养血，调经止带。用于气血两虚，身体瘦弱，腰膝酸软，月经不调，白带量多。

【规　　格】每丸重 6 克。

【用法用量】口服。一次 1 丸，一日 2 次。

【注意事项】青春期少女及更年期妇女应在医师指导下服用。平素月经正常，突然出现月经过少，或经期错后，或阴道不规则出血者应去医院就诊。伴有赤带者，应去医院就诊。

2. 大活络丸

【方剂组成】蕲蛇、乌梢蛇、威灵仙、两头尖、麻黄、贯众、甘草、羌活、肉桂、广藿香、乌药、黄连、熟地黄、大黄、木香、沉香、细辛、赤芍、没药（制）、丁香、乳香（制）、僵蚕（炒）、天南星（制）、青皮、骨碎补（烫、去毛）、豆蔻、安息香、黄芩、香附（醋制）、玄参、白术（麸炒）、防风、龟甲（醋淬）、葛根、豹骨（油酥）、当归、血竭、地龙、水牛角浓缩粉、人工麝香、松香、体外培育牛黄、冰片、红参、制草乌、天麻、全蝎、何首乌。

【性　　状】本品为棕褐色的大蜜丸；气微香，味苦。

【功能主治】祛风止痛，除湿豁痰，舒筋活络。用于中风痰厥引起的瘫痪、足痿痹痛、筋脉拘急、腰腿疼痛及跌打损伤、行走不便、胸痹等症。

【规　　格】每丸重 3.5 克。

【用法用量】温黄酒或温开水送服。一次 1 丸，一日 1 ~ 2 次。

【注意事项】本品含有马兜铃科植物细辛，应在医师指导下使用，定期复查肾功能。

3. 壮腰健肾丸

【方剂组成】狗脊、黑老虎、千斤拔、桑寄生（蒸）、女贞子（蒸）、鸡血藤、金樱子、牛大力、菟丝子（盐水制）。

【性　　状】本品为棕褐色的大蜜丸；味甘、苦、涩。

【功能主治】壮腰健肾，养血，祛风湿。用于肾亏腰痛，膝软无力，小便频数，风湿骨痛，神经衰弱。

【规　　格】每丸重 5.6 克。

【用法用量】口服。一次 1 丸，一日 2 ~ 3 次。

【注意事项】本品宜饭前服用。

4. 补脾益肠丸

【方剂组成】外层：黄芪、党参（米炒）、砂仁、白芍、当归（土炒）、白术（土炒）、肉桂；内层：延胡索（制）、荔枝核、干姜（炮）、甘草（炙）、防风、木香、补骨脂（盐制）、赤石脂（煅）。

【性　　状】本品为胃肠分溶型水蜜丸；断面可见两层，外层为黑褐色，内层为红棕色；气香，味甘辛、微苦。

【功能主治】补中益气，健脾和胃，涩肠止泻。用于脾虚泄泻，临床表现为腹泻腹痛、腹胀、肠鸣。

【规　　格】每瓶装 130 克。

【用法用量】口服。一次 6 克（3 量杯），一日 3 次；儿童酌减；重症加量或遵医嘱。30 天为一疗程，一般连服 2 ~ 3 个疗程。

【注意事项】孕妇慎用。感冒发热者慎用。有慢性结肠炎、溃疡性结肠炎便脓血等慢性病史者，患泄泻后应在医师指导下使用。

【小　贴　士】补脾益肠丸采用创新的"双层药丸"工艺研制而成，胃溶层健胃补脾，肠溶层消炎止泻，可通过胃肠全面治疗，标本兼治，是国家中药保护品种。

5. 昆仙胶囊

【方剂组成】昆明山海棠、淫羊藿、枸杞子、菟丝子。

【性　　状】本品为硬胶囊，内容物为浅棕色至棕褐色的颗粒和粉末；气微，味苦。

【功能主治】补肾通络，祛风除湿。主治类风湿关节炎属风湿痹阻兼肾虚证。症见关节肿胀疼痛、屈伸不利、晨僵，关节压痛，关节喜暖畏寒，腰膝酸软，舌质淡，苔白，脉沉细。

【规　　格】每粒装 0.3 克。

【用法用量】口服。一次 2 粒，一日 3 次，饭后服用。一般 12 周为一疗程。

【注意事项】本品可能引起少数女性患者出现月经紊乱（月经延迟、闭经），男性精子减少。孕妇、哺乳期妇女或患有肝、肾功能不全以及严重全身性疾病者禁用。处于生长发育期的婴幼儿、青少年及生育年龄有生育要求者禁用。患有骨髓造血障碍疾病者禁用。胃、十二指肠溃疡活动期禁用。严重心律失常禁用。严重贫血，白细胞、血小板低下者禁用。

6. 新血宝胶囊

【方剂组成】鸡血藤、黄芪、大枣、当归、白术、陈皮、硫酸亚铁。

【性　　状】本品为胶囊剂，内容物为棕黄色的粉末；气香，味微苦、甘，有铁腥味。

【功能主治】补血益气，健脾和胃。用于痔疮出血、月经过多、偏食等原因所致的缺铁性贫血。

【规　　格】每粒装 0.25 克。

【用法用量】口服。一次 2 粒，一日 3 次，10 ～ 20 天为一疗程。

【注意事项】忌辛辣、生冷、油腻食物。感冒发热患者不宜服用。本品含硫酸亚铁。有下列情况者慎用：酒精中毒、肝炎、急性感染、肠道炎症、胰腺炎、胃与十二指肠溃疡、溃疡性肠炎。本品宜饭后服用。忌与茶、咖啡及含鞣酸类药物合用。非缺铁性贫血（如地中海贫血）患者禁用。

7. 喉疾灵胶囊

【方剂组成】人工牛黄、板蓝根、诃子肉、桔梗、猪牙皂、连翘、天花粉、珍珠层粉、广东土牛膝、冰片、山豆根、了哥王。

【性　　状】本品为胶囊剂，内容物为棕褐色的粉末；气芳香，味苦。

【功能主治】清热，解毒，消肿止痛。用于扁桃体炎、急性咽炎、慢性咽炎急性发作。

【规　　格】每粒装 0.25 克。

【用法用量】口服。一次 3 ～ 4 粒，一日 3 次。

【注意事项】不宜在用药期间同时服用温补性中药。脾虚大便溏者慎用。属

岭南名优中成药

风寒感冒咽痛者，症见恶寒发热、无汗、鼻流清涕者慎用。孕妇禁用。

二、王老吉：凉茶始祖，百年魅力

民间有语云，广东有新版三宝：烧鹅、荔枝、凉茶铺，吃完两宝易上火，喝杯凉茶降火。其实广东人饮用凉茶历史悠久，代代流传，早已相习成俗，作为广东文化的一个符号，凉茶已经成为老广们生活中不可缺少的一部分。如今，人们吃的东西杂了，生活节奏快了，日常琐事多了，难免"上火"。嘴起疱，鼻生疮，牙痛，咽干，身体燥热，大便干燥，就是常说的"上火了"，此时一剂凉茶入口，消暑降火，甚为惬意。在众多老字号凉茶中，创办于清道光八年（1828年）的王老吉，被公认为"凉茶始祖"，素有"药茶王"之美誉。

除了独家生产广东凉茶颗粒外，广州王老吉药业股份有限公司主要产品还有止咳消痰不用五分钟的痰咳净片和痰咳净散、定惊消滞口碑好的小儿七星茶、对鼻炎有确切疗效的藿胆丸、能排解青春烦恼的清热暗疮片、对舟车劳累有特效的人丹、曾使豆皮佬陈燃氏在广东省及港澳地区一举成名的外感平安茶、能疏肝和胃又符合饮食潮流的不含糖小柴胡颗粒等。

（一）寻根"王老吉"

王老吉凉茶最早见于文字记载的是中国近代史上赫赫有名的广东籍历史名人梁启超，在 1898 ～ 1903 年赴美考察期间，他在《新大陆游记》中对"王老吉"有过正式点名："西人有喜用华医者，故业此常足以致富。有所谓王老吉凉茶，在广东每贴铜钱两文，售诸西人或五元或十元美金不等。"

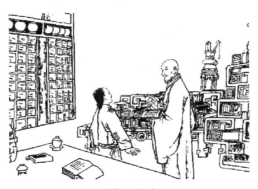

王泽邦立志学医

清道光年间，瘟疫肆虐岭南大地，广东鹤山县围敦乡田边村王泽邦（乳名阿吉）从小看着自己的乡亲承受这种痛苦，很是心痛，他为了救人，到处寻师访友，体验别人的偏方。在罗浮山，有个老道告诉他一种叫岗梅的植物对喉症特别灵验，曾经治好了多个患封喉症（即现代医学所称的喉癌）的人；在南华寺，有一个和尚教他认识了木蝴蝶、火炭母、金沙藤等本地产药材的功效，还大致了解了佛经的精要；在桂林，他结交了一个神秘的哑药师及其弟子。他仿照"神农尝百草"的办法，以身试百病，在清远飞来峡试瘴疠几乎丢了性命，幸得云游四海客居飞来寺的赖珍道士所救，获赠一凉茶药方，他如获至宝，回乡救人。

　　当地喝了王泽邦凉茶的人，一个个竟都药到病除了。就这样，一传十、十传百，连附近的、邻村的都找阿吉取药。王泽邦在家乡因用凉茶救人，使很多地方土僚大为不满，有姓羌的财主趁王泽邦采药，将王泽邦劫回家中，威逼利诱，严刑拷打，逼其交出秘方，但王泽邦谨记道士嘱咐，说这茶没什么秘方！羌财主无奈，加之众多村民天天来找王泽邦，就将其放了。

　　王泽邦在乡下再也待不下去了，1828年，他来到广州，在广州十三行靖远街（今文化公园东侧）开了间小店行医，并销售用大铜葫芦煮的凉茶。两个半人高的葫芦状铜壶，一排青花粗瓷大碗，墙上串串累累挂着火炭母、水瓜壳等干草药，这就是早期王老吉凉茶铺的全部家当，卖的是"水碗凉茶"。当时那一带既是商家云集之地，又是码头搬运工、黄包车夫活动的场所。那些在生意场上争拗而上火的、在烈日下干粗重活儿的、在应酬中饮酒过多的、在长途贩运中中了暑湿的、烧烤煎炸食物吃多了的，或有喉痛脑热的，都喜欢花两文铜钱买一碗王老吉凉茶消解，因此门庭若市、供不应求，很快在全市出现了很多王老吉凉茶的小贩，也有不少随街卖的王老吉凉茶车仔，成为广州一大景观。从此，"王老吉"

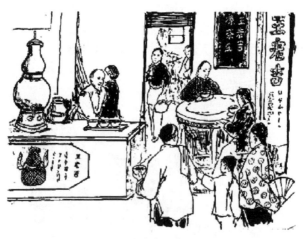

王老吉卖凉茶

岭南名优中成药

立起了"老老实实王老吉，清热解毒祛暑湿"的招牌，生意越做越火。当时有这样的民谣："常饮王老吉，饿死百家医。"1840年，王老吉凉茶铺前店后厂，生产王老吉凉茶包。其后，王老吉遣其三子在广州市其他地方分设凉茶铺。这时，王老吉凉茶已不仅畅销广东、广西，且湖南、江西、湖北乃至上海、北京等地也有销售。经过数十年的苦心经营，王老吉第三代子孙分别在香港和澳门设立分店，并在香港注册。

(二) 林则徐虎门销烟，王老吉清热解毒

据传，清道光十九年（1839年），林则徐到广州来禁烟，由于忙于军务，操劳过度，不幸中暑困热、咽痛咳嗽，随行医生也无良方，后听闻此间有一"王老吉"治风热有效，便微服来到十三行王泽邦药铺，仅一包感冒便愈，林则徐亲自登门答谢并问及姓名与所用之药。王老吉答道："人们都叫我王老吉，为你治病的是几味不值钱的草药。"林则徐感慨道："药无分贵贱，不值钱的草药煮成茶，却足见奇效。又能使人随到随饮，有病治病，无病防病，贫苦百姓更能受益。"

林则徐特命人送来一个大铜葫芦壶，上面刻着"王老吉"三个大金字，以此作为答谢。王泽邦把铜壶作为装凉茶的容器，摆在店中。于是，"王老吉凉茶"名声大振。许多卖凉茶的店铺争相仿效，也做一把葫芦状的铜壶摆放在店中。直到现在，摆放一个大铜葫芦都是不少凉茶店的标志。

随后的1841年1月20日，虎门之战爆发，清朝急调湖南提督祥福率军来援，但祥军到广东后，不服水土，又多吃辣椒，火气攻心，病倒了一大片，而原来的守军在战火中已经唇焦口燥呼吸困难，情况危急。在当地军民的呼吁下，"王老吉"把凉茶配料尽数送到虎门和黄埔，并指挥乡民用几十只大铜锅煎煮凉茶劳军，一连数天，药到病除，清军精神抖擞地扼住虎门和黄埔两个要塞。

(三) 洪秀全赴考王老吉救命，天京保卫战王老吉劳军

据传，清道光廿三年（1843年），洪秀全在广州赴考，不幸身染疫症，头晕身热，站立不稳，同窗买回王老吉凉茶给他饮用，很快就平安无事。

同治元年（1862年），湘军围困太平天国的首都天京，天京保卫战打响。太平军很多将士是两广人，不适应江浙的气候，湿热症流行，浑身酸痛无力，影响了战斗力。洪秀全想起王老吉凉茶的神奇功效，便派了一位鹤山籍的将领去广州找王老吉，买回大批包装王老吉凉茶，熬给将士喝，果然立见奇效，将士精神抖擞，力量大增。天京保卫战取得胜利，王老吉凉茶应记一功。

(四) 慈禧太后善滋补，巧用王老吉泻心火

传说慈禧太后也曾借助王老吉益智清神。据历史记载，咸丰皇帝的十九个妃嫔，争先恐后地食用滋补品，滋补得过分，热毒攻心，不但美貌受到疮痈的损害，而且性情焦躁，可唯独慈禧与众不同，她进补后善用王老吉调理，及时清热祛湿止燥，保持生理平衡，显得媚艳无比，再加上她天分高又生性活泼，自从入宫后读了很多书，深得咸丰皇帝宠爱。在慈禧把持朝政时，由于日夜算计，伤脑费心，近身宫女、太监投其所好，常献王老吉凉茶，以泻火清热，明目养心。

(五) 陈燃氏堂外感平安茶

外感平安茶创始人陈燃高少年时在广西梧州的药店当雇工，得到坐堂医生的指导，悉心研究中草药，对中药的药性药理，治疗内科杂症很有心得。他根据多年积累的经验，配制了治疗外感的药方，治好不少民众。后返广州执业行医卖药，常常奔波于广州与香港之间，在轮船中推销药品。有一天，船上一乘客患病，发热昏迷，呻吟不止，船上职员找陈燃高帮忙，他切脉后认为是癍痧，于是煎了一剂药给其服用，未到香港，病已消除。数天之后，病人亲自来到轮船回访，见到陈医师，感激不已。原来此人是新加坡矿场的经理，说该处工人多患此病，要求将该处方制成成药给他带回去，以备工人有病时使用，保障工人平安。陈应允，于是配制了很多剂药茶，用纸袋包好，售予新加坡矿场经理。有感于新加坡矿场经理的遭遇，陈将该药称为"外感平安茶"。之后，陈燃高在带河路设店经营，开始大量生产。由于茶包包装不方便，运输途中容易破损，而且剂量不易掌握。于是陈将药材磨粉，加些黏合剂，将药粉压成四方形的茶块，成为便于携带和运输、剂量准确、便于服用的成药外感平安茶。

外感平安茶治疗感冒之恶寒发热、周身骨痛、头重乏力疗效很好，深受群众信赖，"外感平安茶，癍痧发热有抓拿（把握）"成为人们的口头禅，人们亲切地称陈燃高为"豆皮陈"。陈遂以"陈燃氏堂"为招牌，以资号召。

(六) "人丹"抗日，击退"仁丹"

"人丹"是有着百年历史的上海中华制药厂的著名产品，而"仁丹"这一日

本产品至少在中华人民共和国成立后就再也没有进入过我国市场。

为了避暑，台湾人早就学会了用月桃种子"砂仁"制造清凉解暑药。甲午战争后，日本人占领了我国台湾。一个叫森下博的日本军人，从台湾当地居民那里学到了这种制作方法，回日本后，求教药剂师及汉学家，1905年仁丹问世，在日本一路畅销，甚至占据了中国市场。

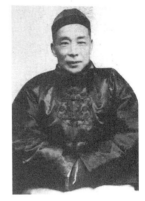

1907年，上海总商会通电全国，号召开展抵制日货的反日爱国运动，一呼百应，各地商家拒绝日货，日货在中国遭受灭顶之灾，然而，仁丹仍然盘踞在中国市场。中医出身的上海商人黄楚九决心反击仁丹。1909年他得到"诸葛行军散"的古方，同时参考自己祖传的《七十二症方》，反复研制，终于研制出新的方剂，做成小粒药丸，取名为"人丹"，寓意以人为本。

人丹发明人黄楚九

人丹上市后，黄楚九大力宣传，凡是贴着仁丹广告的地方都贴上醒目的人丹广告，人丹、仁丹展开大竞销。日本人眼看人丹要将仁丹打败，便控告人丹是"冒牌""侵权"，要求中国政府勒令停产。黄楚九聘请上海著名大律师，与日商打起了官司。官司一直打到北京最高法院机关，到1927年才作出终审裁决，判定人丹与仁丹各不相干，可以同时在市场上销售。诉讼让黄楚九损失10万余元，但"人丹"的名声从此扩大，销路大增。史家评价："这场官司的胜诉，给中国人出了一口气！"

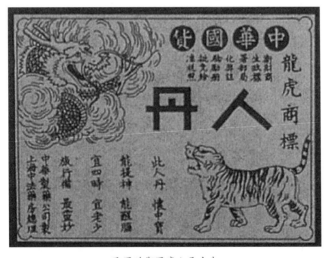

民国时期国产人丹广告

45

(七) 王老吉名优中成药

1. 广东凉茶颗粒

【方剂组成】岗梅、山芝麻、五指柑、淡竹叶、木蝴蝶、布渣叶、火炭母、金沙藤、广金钱草、金樱根。

【性　　状】本品为棕色的颗粒；味甜、苦。

【功能主治】清热解暑，祛湿生津。用于四时感冒，发热喉痛，湿热积滞，口干尿黄。

【规　　格】每袋装 10 克（含蔗糖）。

【用法用量】用开水冲服。一次 1 袋，一日 1 ~ 2 次。

【注意事项】风寒感冒者不适用，其表现为恶寒重，发热轻，无汗，鼻塞流清涕，口不渴，咳吐稀白痰。不宜在服药期间同时服用滋补性中成药。

【小　贴　士】广东凉茶颗粒与红色易拉罐装和绿色利乐包装都是由岭南特色药岗梅、山芝麻、五指柑、淡竹叶、木蝴蝶、布渣叶、火炭母、金沙藤、广金钱草、金樱根组成，广东凉茶颗粒现在按非处方药进行管理，后两者则是饮品系列。

2. 外感平安茶

【方剂组成】金丝草、连翘、广藿香、香薷、土荆芥、山芝麻、土茯苓、水翁花、金刚头、厚朴、枳壳、甘草、布渣叶、大腹皮、芒果核、大头陈、岗梅、葛根、地胆草、苦瓜干、茵陈。

【性　　状】本品为棕褐色的颗粒；气香，味甜、微苦。

【功能主治】清热解表，化湿消滞。用于四时感冒，恶寒发热，周身骨痛，头重乏力，感冒挟湿，胸闷食滞。

【规　　格】每包重 7 克。

【用法用量】开水冲服，一次 1 包，一日 2 ~ 3 次。

【注意事项】不宜在服药期间同时服用滋补性中成药。

3. 藿胆丸

【方剂组成】广藿香叶、猪胆粉。

【性　　状】本品为黑色的包衣水丸，除去包衣后显灰棕色至棕褐色；气特异，味苦。

【功能主治】芳香化浊，清热通窍。用于湿浊内蕴、胆经郁火所致的鼻塞、流清涕或浊涕、前额头痛。

【规　　格】每瓶装 36 克。

【用法用量】口服。一次 3 ~ 6 克，一日 2 次。

【注意事项】不宜在服药期间同时服用滋补性中药。

4. 人丹

【方剂组成】薄荷脑、肉桂、甘草、儿茶、木香、冰片、桔梗、樟脑、小茴香、草豆蔻、丁香罗勒油。

【性　　状】本品为银色的包衣水丸，除去包衣后显灰褐色；气香，味辛凉而甘。

【功能主治】祛风健胃。用于消化不良、恶心呕吐、晕船、轻度中暑、酒醉饱滞。

【规　　格】每 10 丸重 0.115 克。

【用法用量】口服或含服。一次 0.1 ~ 0.2 克。

【注意事项】不宜在服药期间同时服用滋补性中药。脾胃虚寒泄泻者慎服。高血压、心脏病、肝病、糖尿病、肾病等慢性病严重者应在医师指导下服用。本品中含有樟脑，有一定的毒性，所以孕妇不宜服用。三岁以下的儿童应慎用。

【小　贴　士】日本产的仁丹主要成分为陈皮、檀香、砂仁、豆蔻（去果皮）、甘草、木香、丁香、广藿香叶、儿茶、肉桂、薄荷脑、冰片、朱砂，为朱红色水丸，主要用于伤暑引起的恶心胸闷、头昏、晕车晕船。因含有朱砂，可能会造成胎儿畸形，所以孕妇应避免服用。婴幼儿及儿童也不宜服用。

5. 小儿七星茶颗粒

【方剂组成】薏苡仁、稻芽、山楂、淡竹叶、钩藤、蝉蜕、甘草。

【性　　状】本品为浅黄棕色至红棕色的颗粒；气微，味甜、微苦。

【功能主治】开胃消滞，清热定惊。用于小儿积滞代热，消化不良，不思饮食，烦躁易惊，二便不畅，夜寐不安，大便不畅，小便短赤。

【规　　格】每袋装 3.5 克或 7 克。

【用法用量】开水冲服。一次 3.5 ~ 7 克，一日 3 次。

【小　贴　士】中医认为：小儿是"纯阳之体"，体质偏热，容易出现阳盛火旺即"上火"现象；儿童肠胃处于发育阶段，消化等功能尚未健全，过剩营养物质难以消化，造成食积化热而"上火"；吸收消化及自身调节能力较弱，由于食物搭配不科学，引起"上火"。而外在饮食因素，如奶粉、米糊、鲜奶等高蛋白质食品的摄入，薯片、饼干等油煎炸零食的摄入，以及环境影响，如岭南地区天气炎热潮湿，水质偏热，都易引起上火。故儿童应当多喝水，多吃水果蔬菜，少吃易引起上火的食物，并适量服用安全的儿童清热祛火药物，以防治上火。

6.痰咳净散

【方剂组成】桔梗、咖啡因、远志、冰片、苦杏仁、五倍子、甘草。

【性　　状】本品为淡黄色或淡棕色的粉末；具冰片香气，味辛、凉。

【功能主治】通窍顺气，止咳，化痰。用于支气管炎、咽炎等引起的咳嗽多痰、气促、气喘。

【规　　格】每盒装 6 克（每克含咖啡因 100 毫克）。

【用法用量】含服。一次 0.2 克（一小药匙），一日 3 ~ 6 次。

【注意事项】本品宜含服，不宜冲服，糖尿病及脾胃虚寒泄泻者慎服。不宜在服药期间同时服用滋补性中药。本品含咖啡因。

三、敬修堂：敬业修明，普济众生

敬修堂始创于清乾隆五十五年（1790 年），两百多年来延续敬修堂恪守创始人钱树田先生倡导的"敬业修明、广施妙药"的传统经营宗旨，其拳头产品有跌打用药"三剑客"——内服追风透骨丸，外搽玉龙油和跌打万花油，外贴麝香跌打风湿膏，其他产品有中风回春丸、清热消炎宁胶囊、化痔栓、养血生发胶囊等国家中药保护品种。2009 年，化痔栓秘方、跌打万花油秘方被列入广东省首批岭南中药文化遗产保护名录。

（一）广施妙药，济世救人

清朝初期曾实行海禁政策，后又独尊广州"一口通商"，作为乾隆晚期全国唯一的通商口岸，广州贸易活跃，经济繁荣，吸引了不少海内外客商。浙江慈溪商人钱树田自幼读诗书，兼攻医理，因应考不中，弃书从商，经常从杭州贩运丝绸到广州。他同时也是个儒医，常自制丸散膏药，对沿途病患者施医赠药。其医德高尚，又曾医好不少疑难杂症，久而久之，渐有医名。

乾隆五十五年（公元 1790 年），广州一巨商的儿子身患重病。遍寻名医，未见好转，生命垂危。家人心急如焚，慕名请来钱树田医治。钱凭着多年行医经验，望、闻、问、切，细心检查，外施拔痧手法，内灌自

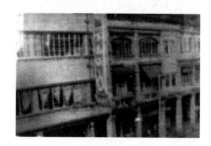

敬修堂旧址

制"回春丹",居然医好了富商的儿子。富商为感谢其救子之恩,欲以厚金酬报,钱树田执意不肯收。钱的品行更使富商敬佩不已,他知道钱树田有意在广州开办药铺,但苦于资金不够未能如愿,便资助其开办药铺。钱树田中药厂遂在广州城南门挂牌营业,取名"敬修堂",主要寓意"敬业修明,普济众生"。

钱树田为敬修堂自取商标"园田牌",其外形是一枚古铜钱,圆圈之内链接着一个田字。它既隐喻钱树田的名字,又暗含"有钱有田"。早期的敬修堂采用前店后场的格局,初时经营的园田牌药品以回春丹、如意膏、乌鸡白凤丸等少量丸散为主,产品都是经过精心炮制的,疗效好,受到一致推崇。到了清道光年间,敬修堂业务和规模有了发展,生产工艺和管理日渐改进,成为在中外享有一定声誉的中成药厂。

(二) 跌打万花油——百年跌打伤科良药

跌打万花油为少林派嫡系洪熙官的曾徒孙新锦武师的高足蔡忠(1844—1943年)所创。问世一百多年来,一直是治疗跌打损伤、刀伤、水火烫伤的良药。在南粤一带,早就流传着"家有跌打万花油,跌打刀伤不用愁"的民间传言。

蔡忠又名蔡世昌,雷州市客路镇禄盘中村人。出身贫寒,8岁成为孤儿,9岁给人牧牛,11岁进入戏班学艺,由于爱好武术,身材高大(外号高佬忠),为班主所器重,14岁被送到福建少林寺专攻武术,拜新锦为师。蔡忠是新锦的得意门生,清同

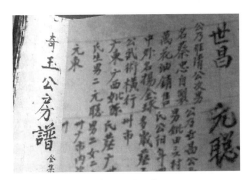

蔡忠族谱记载

治五年(1866年)蔡忠追随新锦前往新加坡谋生,在街边卖艺并行医济世。他在异国目睹国家衰弱,列强入侵,看到当地华人多做苦力,患跌打骨折外伤较多,而付不起昂贵的药费,他决心创制一种功效奇异、使用简单、价钱便宜的骨伤科外用药。同治十二年(1873年),蔡忠终于确定选用84种中草药研制成功跌打万花油。此药一经问世,立即赢得良好称誉,被视为医治骨折、脱位、刀伤、火伤的妙药、圣药,不但在新加坡成为抢手货,还畅销东南亚各地,时年蔡忠29岁。

清光绪二十四年(1898年),54岁的蔡忠举家回国定居广州,在西关从秀南路6号开办跌打骨科医馆,名"普生园"。同时,他又设厂生产自己创制的跌

打万花油，行销国内外，有"跌打万花油，铁打的市场"之称。二战期间，日寇侵占广州，得知有一种神药万花油，对治疗骨折、脱位、瘀伤、刀伤、烫伤等有奇效，急欲搜寻其配方和制作工艺，用于治疗战争中的伤员。蔡忠闻讯，把配方献给当时在广州享有盛誉的规模更大的药厂——敬修堂，自己于1943年春悄然返乡隐居，同年秋，病逝老家客路，享年99岁。而"跌打万花油"这一名牌产品也经敬修堂得以流传于世，造福于后人。

（三）黄贞庵疮科膏——疗效神奇传佳话

南海县（现佛山市南海区）金溪和顺有一姓罗农民，其不到周岁的儿子得了病症，左肢化脓溃烂，已见两根脚骨，其中一根已开始枯死，在市某医院留医了两个月，花费数千元，仍无好转，医生不得不建议锯脚保命。此农民不忍心让爱子终身残疾，后经人介绍试用敬修堂的膏药，在黄贞庵传人陆月卿的精心医治下，先用拔毒膏药消炎，后贴疮科膏催肉，仅仅3个月的疗程即痊愈。该农民为表感激之情，带领全家来到广州，在敬修堂门前燃放了一串大鞭炮，一时传为佳话。

（四）如意膏——精制药料，虔诚修治

敬修堂恪遵古训，其店内曾明文规定：本堂存心济世，精制药料，进货皆经精挑细选，谨循古方，虔诚修治。在选料上当以上乘，制作当以精良。配料时上品细料由督理监兑，督理亲自将细料研碎后交司事按令照合，方薄仍归督理经管存照，防止配方泄密，也防止偷工减料。其名药如意膏的制备过程充分体现了敬修堂严谨的制作工艺。广州湿热气盛，广州人素来惧怕"热气"，为避免"上火"，如意膏原料炮制好之后都要用瓦钵密封，防止药料挥发，同时浸水三个月，半年后方能成药，真正是所谓的"慢工出细活"。

（五）敬修堂名优中成药

1. 跌打万花油

【方剂组成】大黄、两面针、红花、马钱子、栀子、莪术（制）、白芷、川芎（制）、白胡椒、独活、松节油、樟脑油等。

【性　状】本品为棕红色的澄清油状液体；气芳香。

【功能主治】止血止痛，消炎生肌，消肿散瘀，舒筋活络。用于治疗跌打损伤、撞击扭伤、刀伤出血、烫伤等症。

【规　　格】每瓶装：10毫升；15毫升；25毫升；50毫升。

【用法用量】外用，擦敷患处。

【注意事项】本品为外用药，禁止内服。切勿接触眼睛、口腔等黏膜处。皮肤破溃或感染处禁用。经期及哺乳期妇女慎用。儿童、年老体弱者应在医师指导下使用。

2. 追风透骨丸

【方剂组成】制川乌、白芷、制草乌、香附、白术、没药（制）、麻黄、川芎、当归、乳香（制）、秦艽、地龙、茯苓、赤小豆、羌活、天麻、赤芍、细辛、防风、天南星（制）、桂枝、甘松、甘草。

【性　　状】本品为红褐色的小蜜丸。气微香，味苦。

【功能主治】祛风除湿，通经活络，散寒止痛。用于风寒湿痹，肢节疼痛，肢体麻木。

【规　　格】每10丸重1克。

【用法用量】口服。一次6克，一日2次。

【注意事项】不宜久服，属风热痹者及孕妇忌服。

【小　贴　士】风湿痹症的预防和保健：由于风湿痹症的发生多与气候和生活环境有关，平时应注意防风、防寒、防潮，避免居暑湿之地。特别是居住寒冷地区或气候骤变季节，应注意保暖，免受风寒湿邪侵袭。劳作运动汗出肌疏之时，切勿当风贪凉，乘热浴冷。内衣汗湿应及时更换，垫褥、被子应勤洗勤晒。居住和作业地方保持清洁和干燥。平时应注意生活调摄，加强体育锻炼，增强体质，有助于提高机体对病邪的抵御能力。

3. 清热消炎宁胶囊

【方剂组成】九节茶。

【性　　状】本品为胶囊剂，内容物为黑褐色的粉末；味微苦、涩。

【功能主治】清热解毒，消炎止痛，舒筋活络。用于流行性感冒、咽喉炎、肺炎、菌痢、急性胃肠炎、阑尾炎、烧伤、疮疡脓肿、蜂窝织炎。

【规　　格】每粒含九节茶干浸膏0.5克。

【用法用量】口服。一次2～4粒，一日3次。外用，将内容物加温开水溶化后，按患处大小搽敷，一日2～3次。

【注意事项】不宜久服，属热痹者及孕妇忌服。

【小　贴　士】清热消炎宁具较强的清热解毒作用，临床研究结果表明对感冒高热、咽喉肿痛、急性胃肠炎等有较好疗效。

4. 中风回春丸

【方剂组成】当归（酒制）、川芎（酒制）、红花、桃仁、丹参、鸡血藤、忍冬藤、络石藤、地龙（炒）、土鳖虫（炒）、伸筋草、川牛膝、蜈蚣、茺蔚子（炒）、全蝎、威灵仙（酒制）、僵蚕（麸炒）、木瓜、金钱白花蛇。

【性　　状】本品为棕色至红棕色的包衣浓缩水丸，除去包衣后显黑褐色；味苦。

【功能主治】活血化瘀，舒筋通络。用于痰瘀阻络所致的中风，症见半身不遂、肢体麻木、言语謇涩、口舌歪斜。

【规　　格】每袋装 1.8 克。

【用法用量】用温开水送服，一次 1.2 ~ 1.8 克，一日 3 次，或遵医嘱。

【注意事项】脑出血急性期患者忌服。

【小　贴　士】从预防中风复发和治疗后遗症的角度来讲，无论是中医还是西医，都比较一致地认为中风恢复期患者还是选用中药制剂为好，尤其是一些益气、滋阴、温阳、养血类的药物。但患者在用药预防中风复发和治疗后遗症的同时，不能忘记采取必要的措施控制血压、调节血脂和降低血黏度、控制血糖等容易引起中风复发的原有疾病，只有这样才能有效地预防二次中风和治疗中风后遗症。

5. 喉症丸

【方剂组成】板蓝根、人工牛黄、冰片、猪胆汁、玄明粉、青黛、雄黄、硼砂、蟾酥（酒制）、百草霜。

【性　　状】本品为黑色的小丸，除去外衣后显棕黄色；气微，味先苦后麻。

【功能主治】清热解毒，消肿止痛。用于咽炎、喉炎、扁桃腺炎及一般疮疖。

【规　　格】每 224 粒重 1 克。

【用法用量】含化，三岁至十岁儿童一次 3 ~ 5 粒，成人每次 5 ~ 10 粒，一日 2 次。外用于疮疖初起、红肿热痛未破者，将丸用凉开水化开涂于红肿处，日涂数次。

【注意事项】孕妇忌服，疮已溃破者不可外敷。

【小　贴　士】喉症丸颗粒小如芝麻（224 粒仅重 1 克），稍不注意可能不慎多服，因其含有的蟾酥和雄黄有一定的毒性，过量或长期服用可引起中毒。喉症丸味苦性寒，用于治疗肺胃热盛所致的咽喉疾病，不可用于阴虚火旺或血虚患者；老年人、婴幼儿、重症肌无力和脾胃虚弱者不宜服用。服用喉症丸期间应多饮水，饮食宜清淡，忌食辛辣、油腻、鱼腥食物，戒烟酒，以免加重病情。

6. 牙痛一粒丸

【方剂组成】蟾酥、朱砂、雄黄、甘草。

【性　　状】本品为黄褐色的水丸；气微，味辛、有麻舌感。

【功能主治】解毒消肿，杀虫止痛。用于火毒内盛所致的牙龈肿痛、龋齿疼痛。

【规　　格】每125丸重0.3克。

【用法用量】每次取1～2丸，填入龋齿洞内或肿痛的齿缝处，外塞一块消毒棉花，防止药丸滑脱。

【注意事项】将含药后渗出的唾液吐出，不可咽下。

7. 化痔栓

【方剂组成】次没食子酸铋、苦参、黄柏、洋金花、冰片。

【性　　状】本品为暗黄褐色的栓剂。

【功能主治】清热燥湿，收涩止血。用于大肠湿热所致的内外痔、混合痔疮。

【规　　格】每粒重1.7克。

【用法用量】将药栓单个撕开，再从塑料片分离处撕开取出药栓，患者取侧卧位，置入肛门2～2.5厘米深处。一次1粒，一日1～2次。

【注意事项】有严重肝肾疾患及高血压、心脏病、糖尿病或血液病者应在医师指导下使用。肛裂患者不宜使用。内痔出血过多或原因不明的便血，或内痔脱出不能自行还纳，均应去医院就诊。药品宜存放在阴凉干燥处，防止受热变形。若因温度过高等原因致使药栓变软、熔化，但稍有变形、变软并不影响疗效，仍可将药栓冷冻后再撕开使用。

【小　贴　士】本品在常温下为子弹形固体。药栓塞入肛门后，在体温的作用下，药栓缓慢溶化，释放出药物，分布整个患处，被直肠黏膜吸收，不经胃肠道，不经或少经肝脏而直接进入血液。因此，可防止或减少药物有效成分在胃肠道及肝脏中被分解破坏，并减少或避免药物对肝脏的毒性或副作用。

四、潘高寿：积功累德，妙药济世

广州白云山潘高寿药业股份有限公司始建于清光绪十六年（1890年），迄今已有130多年的历史，是以生产止咳化痰药著称的中成药生产企业。公司的四大支柱产品为：治咳川贝枇杷露、蛇胆川贝液、蛇胆川贝枇杷膏、蜜炼川贝枇杷膏。

（一）长春洞里潘高寿，历尽战火又重生

清光绪年间（约公元1890年前后），广东开平人氏潘百世、潘应世兄弟在广州高第街开设药铺，店号"长春洞"。即现在广州潘高寿药厂的前身。长春洞是前店后场式的药铺，前店卖药，后场制丸，施工10余人，进行作坊式生产。早期主要生产中成药蜡丸，如卫生丸、理中丸、保肾丸、白凤丸、宁神丸、镇惊丸等，为宣传其制作的蜡丸有"药到回春""延年益寿"的药效，潘氏兄弟在店铺前挂起"长春洞潘高寿蜡丸"的招牌，以招徕顾客。因攀字与潘字谐音，故此既寓意"长春洞里攀高寿"，又点出了店属谁家，同时又祝愿潘家经营的长春洞药铺长盛不衰。潘高寿牌子由此面世，传遍寻常百姓家。

1920年前后，潘百世的四子潘郁生接手药铺。辛亥革命后，西医对传统中医药的冲击日强，"长春洞"生意一落千丈。此时潘郁生独创"潘高寿川贝枇杷露"。由于疗效显著，很快便成为家喻户晓的治咳药。广州起义后又有"商团叛乱"，药铺毁于战火，潘氏改在西关十三行路豆栏上街设店。日本侵华期间，广州沦陷，长春洞被迫歇业，潘郁生父子分别逃到香港、韶关等地，继续经营川贝枇杷露。抗战胜利后，因长春洞药铺被洗劫一空，族人无力集资复业，于是由潘郁生独资经营，以潘高寿药行取代长春洞，并淘汰祖业经营的蜡丸，专营川贝枇杷露，又在杉木栏路开新店铺以扩大生产。1948～1949年间，潘高寿药行发展到鼎盛时期，潘郁生除在香港设厂外，还在台湾、澳门设点经营。1959年因为一场大火，位于杉木栏路的厂房被烧毁，潘郁生在大同路同安里继续艰苦创业。1964年，潘高寿药厂划入广州市化工局属下的中药总厂。翌年4月，将位于和平西路的星群药厂的中药提炼车间并入潘高寿，使潘高寿药厂从窝棚户中摆脱出来。1995年为支持广州地铁建设，将原位于和平西路的厂房易地在番禺东升工业区征地5万平方米，就是现在的所在地。几经流转，无论怎么改变，传统特色川贝枇杷露作为潘高寿主体产品一直没有改变。

（二）川贝枇杷露——止咳百年，真材实料

潘郁生接手药铺后，看到南方气候炎热多雨，且多乍暖乍寒天气，人们容易患伤风咳嗽，但市面销售的枇杷露多是独味单方，治咳疗效不显著，于是他将具

有润肺镇咳作用的川贝母和有祛痰作用的桔梗与枇杷叶一起熬炼，为消除病人怕吃苦药的心理，还在药液中加上香料和糖浆，将汤剂改为糖浆剂，为使该剂耐久存放，又吸取了西药制剂方法，加进了苯甲酸等作防腐剂。新药制成后，定名为"潘高寿川贝枇杷露"。

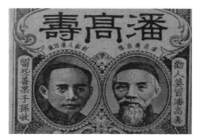

潘高寿商标

潘郁生为扩大宣传，以父亲潘百世的真像和自己的画像为商标，并特意在自己的像旁注明潘四侙创制（潘郁生又名潘四侙），印成精致的包装盒，使人容易辨认。潘还通过报章广作宣传，到处贴街招，还经常写些奇文怪论在报上发表，引起社会人士注意，使潘高寿川贝枇杷露声名鹊起，几年间便成为家喻户晓的治咳药，并行销广东省及港澳台等地。随着潘高寿川贝枇杷露走俏，1929 年，潘郁生正式树起潘高寿药行招牌，专营枇杷露。

著名书法家，全国政协常委、北师大教授启功先生曾为潘高寿题词："灵丹妙药潘高寿，医我多年气管炎。政协书林承奉献，寿人寿世寿常添""积功累德潘高寿，妙药灵丹济人世。保得艺林书画手，三冬写编岭南春"。

（三）劝人莫冒潘高寿，止咳莫忘枇杷露

作为早期岭南商业文化的代表之一，潘高寿对专利的维护，在今天看来也是保护知识产权的典范。潘郁生曾在香港与诚济堂打了一场官司。事情的起因是诚济堂药行在推出川贝枇杷露的同时，在香港的各大报纸上刊登川贝枇杷露广告。潘郁生十分气愤，于是以"一二三四五六七，忠孝仁爱礼义廉"为题，在报章上撰文讽喻诚济堂"忘八"（王八）和"无耻"，指其川贝露是冒牌货。诚济堂早有准备，他们的川贝枇杷露在香港政府中注册备了案，于是他们到法院状告潘郁生，潘郁生被判影射他人冒牌而败诉。

这个因为没有注意知识产权的保护而带来的切肤之痛，让潘郁生变卖所有房产，将获得的资财用来改良产品包装。他在川贝枇杷露每一瓶的外包装盒上，除了印上潘高寿创始人潘百世及作为川贝枇杷露创制人——自己画像之外，还在两边以对联的形式印有"劝人莫冒潘高寿，留些善果子孙收"的字句以警醒世人。此外，潘郁生又发起一系列的宣传攻势：在报纸、电台、电影乃至轮船、火车上

作广告宣传；夏天在长堤、太平南路一带交通要道摆摊设档，免费向过往的劳苦大众提供产品冲饮等等。一时间，潘高寿川贝枇杷露名声大噪，不但仿冒潘高寿川贝枇杷露的事件大大减少，还在几年间成为了家喻户晓的治咳药。

辛亥革命后，西医、西药逐渐为人们所接受。20世纪30年代，德国某厂出品名为"赫利西佛"的止咳药进入了华南一带。为争占市场份额，"赫利西佛"煞费苦心地将潘高寿川贝枇杷露的主要成分川贝、枇杷的谐音串拼为联，在报纸上刊登所谓征联启事，上联曰："穿背琵琶，焉能弹高调"，矛头直指潘高寿的川贝枇杷露。

面对"洋品牌"的挑战，潘高寿族人很快就做出了反应，潘郁生在同一报上针锋相对地对出下联："黑脷史弗，那得有良心"。同是用品牌名称的谐音应对——"黑脷史弗"（"脷"是粤语"舌头"之意，"史弗"与粤语中的"屁股"相谐）。征联一经刊出，"洋品牌"恶意征联的挑衅行为弄巧成拙。

（四）潘高寿名优中成药

1. 治咳川贝枇杷露

【方剂组成】川贝母流浸膏、枇杷叶、水半夏、桔梗、薄荷脑。

【性　　状】本品为棕红色的澄清液体；气香，味甜、有凉喉感。

【功能主治】镇咳祛痰。用于感冒及支气管炎引起的咳嗽。

【规　　格】每瓶装150毫升。

【用法用量】口服。一次10～20毫升，一日3次。

【注意事项】孕妇忌服。支气管扩张、肺脓肿、肺心病、肺结核、糖尿病患者应在医师指导下服用。

2. 蛇胆川贝液

【方剂组成】蛇胆汁、平贝母。

【性　　状】本品为棕黄色的澄清液体；味甜、微苦、有凉喉感。

【功能主治】祛风止咳，除痰散结。用于风热咳嗽、痰多、气喘、胸闷、咳痰不爽或久咳不止。

【规　　格】每支装10毫升。

【用法用量】口服。一次10毫升，一日2次。

【注意事项】本品适用于肺热咳嗽，其表现为咳嗽、咳痰不爽、痰黏稠。支气管扩张、肺脓肿、肺心病、肺结核患者应在医师指导下服用。

3. 蛇胆川贝枇杷膏

【方剂组成】蛇胆汁、川贝母、枇杷叶、桔梗、水半夏、薄荷脑。

【性　　状】本品为棕红色至棕色的半流动液体；气香，味甜、微辛凉。

【功能主治】润肺上咳，祛痰定喘。用于外感风热引起的咳嗽痰多、胸闷、气喘等症。

【用法用量】口服。一次22克（约一汤匙），一日3次。

【规　　格】每瓶装：66克；110克；138克；345克；210克。

【注意事项】不宜在服药期间同时服用滋补性中药。有支气管扩张、肺脓肿、肺心病、肺结核患者出现咳嗽应去医院就诊。风寒表证引起的咳嗽者慎服。

【小 贴 士】本品不仅具有消炎的作用，而且可保护肺部及呼吸道。

4. 蜜炼川贝枇杷膏

【方剂组成】川贝母、枇杷叶、桔梗、陈皮、水半夏、北沙参、五味子、款冬花、杏仁水、薄荷脑。

【性　　状】本品为棕红色的稠厚半流体；气香，味甜、具清凉感。

【功能主治】清热润肺，止咳平喘，理气化痰。适用于肺燥之咳嗽，痰多，胸闷，咽喉痛痒，声音沙哑。

【规　　格】每瓶装：66克；110克；345克。

【用法用量】口服。一次22克（约一汤匙），一日3次；小儿酌减。

【注意事项】本品适用于肺燥咳嗽，其表现为干咳，咽喉疼痛，鼻唇干燥，痰少而质黏，不易咯出。忌烟、酒及辛辣、生冷、油腻食物。糖尿病患者忌用。

5. 清热化湿口服液

【方剂组成】黄芩（酒制）、法半夏、滑石（打碎）、青蒿、淡豆豉、射干、芦根、冬瓜子（炒）、薏苡仁、苦杏仁、葶苈子（炒）、枇杷叶（蜜炙）、郁金。

【性　　状】本品为棕褐色液体，外置可有少量沉淀；气香，味甜、微苦。

【功能主治】清热利湿，化痰止咳。用于儿童急性支气管炎湿热蕴肺证；发热，咳嗽，痰液黏稠，兼见呕恶纳呆，便溏不爽，溲黄，舌红苔腻属上述证候者。

【规　　格】每支装10毫升。

【用法用量】口服。儿童一岁至二岁一次3～5毫升，三岁至五岁一次

5～10毫升，六岁至十四岁一次20毫升，一日3次。

【小贴士】本品是根据中医名著《温病条辨》中的名方优化研制而成的。产品清热燥湿效果显著，能增强免疫能力。

五、中一：嘘寒问暖，始终如一

追溯中一药业的历史起源，最早的何明胜药堂和保滋堂有近四百年历史，其余大多创建于18世纪中后期，最晚的胜利药号距今也有近百年历史，前后共有46家药厂并入中一，这46家老店历史在100年左右。广州的制药企业大都有些来历，百来年历史的药厂俯拾皆是，然而，46家老字号，都有一把年纪，一身故事，先后统一到了"中一"名下，这就不得不令人"拍案惊奇"了。

这些药店以个人名字或别名作号，在当时都享有盛名，生产成药有膏、丹、丸、散、茶、油、酒等七大类，均以治疗药为主。他们对医药有一定的经验，将有效的验方和祖存秘方搜集研制为成药出售。如何明胜堂的神效红丸；保滋堂的保婴丹；集兰堂的三蛇胆川贝末、犀黄丸、金锁固精丸、虎潜丸、人参再造丸；梁财信的熊胆跌打丸；马百良的礞石滚痰丸；黄中璜的调经丸、三达丸；橘花仙馆的清心牛黄丸、安宫牛黄丸、温热至宝丸等，几百年畅销不衰。

秉承"嘘寒问暖，始终如一"的企业理念，中一药业研制开发了消渴丸、胃乃安胶囊、乳核散结片、障眼明片、鼻咽灵片等新品种。

（一）何明胜堂成药社

据广州文史记载，何明胜堂成药社始创于清朝顺治年间（1651年），地点在广州五仙门外直街（后改名为五仙路）。初期经营生草药，后兼营熟药。不料一场火灾将店铺全部烧毁，店主何宗玉再度重建，仍与侄何君泰合资经营，并扩展经营膏、丹、丸、散等中成药。传到第四代孙，企业至为鼎盛，厂房为7层大楼，是五仙路最高的楼房。"何明胜"制造的中成药有七厘散、妇科白凤丸、痢泻丸、跌打丸等，其中销量最大的是何明胜神效红丸，用铁筒盒包装，在中、英政府注册，以铁拐李葫芦商标为记，行销国内及南洋诸国。1942年由第六代孙在香港开设分店，1953年由竹篙手工操作制丸改为铜缸半机械生产，至1956年公私合营时"何明胜"已传到第九代孙。

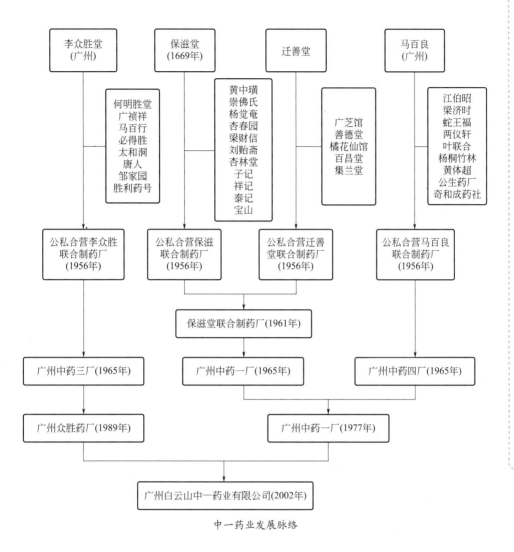

中一药业发展脉络

(二) 养和树德保滋堂

番禺人潘务庵,自小聪明好学,博览经史,后潜心医学,终成名医,尤以医儿科病驰名。康熙八年(1669年),他在广州开办保滋堂药店,既诊病又制作中成药出售,其中以"保婴丹"最有名。潘务庵积多年儿科经验,创出医治小儿高热、痰多、惊厥的验方。保婴丹面世后,由于疗效显著,逐渐畅销,甚至出现供不应求的局面。到了道光年间,两广总督一位亲人的婴儿突发高热,时突发惊厥,而且喉咙多痰,婴儿之父连忙带之到保滋堂就诊。潘务庵三代传人颇有乃祖之风,擅医儿科,把脉之后,即令患儿家人给病婴喂食保婴丹,片刻，病婴已无惊厥，喉咙亦已无痰，回到家中不久，高热亦已退。其父连赞潘医生是神医。两广总督闻之，决定褒扬保滋堂。他亲笔题写"养和树德"4个大字，命人制成牌匾，送到保滋堂。从此，保滋堂名声更著，保婴丹更为畅销，海外有子的华侨亦购保婴丹在家"看门口"（以备急时之需之意）。时至今日，保婴丹仍是中医儿科急诊科必备药。

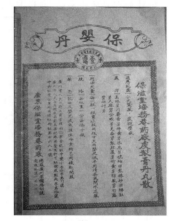

保滋堂保婴丹

保滋堂保婴丹针对风、寒、暑、湿、火、燥六淫之气变化无常，致使小儿患急惊风来不及抢救等情况精心研制而成，对治疗小儿惊跳痰鸣、气促腹痛、夜啼身热、咳嗽气喘、牙关紧闭、呕吐泄泻等疗效显著。保滋堂保婴丹虽以"丹"为名，实际上却是散剂，在完整保存药材药性的同时，有利于药效在最短时间内发挥。在此基础上，保滋堂保婴丹采用以蜡壳包装散剂的方法，有效防止药品受潮，便于长期保存和取用，也保证了患儿用药药量的精准。

（三）众胜创新糖衣片

过去中成药只有蜡丸、小丸、油剂、膏剂、粉剂等剂型。众胜药厂打破古老剂型的格局，使苦药变成了糖衣小片，是我国生产中成药糖衣片剂最早的企业之一。中药不再苦口，小量易服，大受中国人的欢迎，众胜被称为中药片剂的"老祖宗"。

（四）"送子观音"造名方

中一药业旗下有众多令人交口称赞的利民良药，而其中最负盛名的便是对症于不孕不育的"滋肾育胎丸"。滋肾育胎丸的诞生，是古老中医智慧和循证医学结合的现代医药研制模式带来的"时尚产物"。

提起滋肾育胎丸，就必须要谈到中华人民共和国第一位中医教授罗元恺。"送子观音"罗元恺是中医妇科学学科的奠基人和第一代学科带头人，他在清代名医张锡纯的古方"寿胎丸"基础上进行改良，研制出具有调经、助孕、安胎三重功效的良方，命名为"滋肾育胎丸"。而为了能借助成熟的药物商业体系让该名方造福更多的患者，罗元恺教授把毕生心血"滋肾育胎丸"献方给了广州白云山中一药业，从那时起，中一药业便和"滋肾育胎丸"紧密联系在了一起。

（五）中一药业名优中成药

1. 消渴丸

【方剂组成】葛根、地黄、黄芪、天花粉、玉米须、南五味子、山药、格列本脲。

【性　　状】本品为黑色的包衣浓缩丸；味甘、酸、微涩。

【功能主治】滋肾养阴，益气生津。用于气阴两虚型消渴病（非胰岛素依赖型糖尿病），症见：口渴喜饮、多尿、多食易饥、消瘦、体倦乏力、气短懒言等。

【规　　格】每 10 丸重 2.5 克（含格列本脲 2.5 毫克）。

【用法用量】口服。一次 5 ~ 10 丸，一日 2 ~ 3 次，饭前 15 ~ 20 分钟用温开水送服。服用量根据病情从每次 5 丸逐渐递增。但每日不应超过 30 丸，当增至每日 20 丸时，至少分 2 次服用。至疗效满意时，逐渐减量或减少为每日 2 次的维持剂量，由医生指导，进行服量控制。

【禁　　忌】服用本品时禁加服磺酰脲类抗糖尿病药。若合用其他类型口服抗糖尿病药，必须在医生指导下服用。对磺胺类药物过敏者禁用。白细胞减少、粒细胞缺乏、血小板减少等患者禁用。忌酒。

【小　贴　士】据说消渴丸的研制与老一辈革命家谢觉哉有关。中一药业某技术人员偶读谢老诗词一首，其诗记叙谢老身患糖尿病，痛苦万分，尝百方而无效，后偶得玉泉散一方，喜获控制。中一药业于是在经典古方"玉泉散"和"消渴方"基础上进行研发，终得消渴丸。

2. 胃乃安胶囊

【方剂组成】黄芪、三七、红参、珍珠层粉、人工牛黄。

【性　　状】本品为胶囊剂，内容物为棕色的粉末；气香，味微苦。

【功能主治】补气健脾，宁心安神，行气活血，消炎生肌。用于胃及十二指肠溃疡、慢性胃炎。

【规　　格】每粒装 0.3 克。

【用法用量】口服。一次 4 粒，一日 3 次。

【注意事项】戒食榄角、芋头及冷冻、辛辣之品。孕妇慎用。

3. 腹可安片

【方剂组成】扭肚藤、火炭母、车前草、救必应、石榴皮。

【性　　状】本品为糖衣片，除去糖衣后显褐棕色；味苦、涩。

【功能主治】清热利湿，收敛止痛。用于消化不良引起的腹痛、腹泻、呕吐。

【规　　格】薄膜衣每片重 0.24 克。

【用法用量】口服。一次 4 片，一日 3 次。

【注意事项】不宜在服药期间同时服用滋补性中药。有高血压、心脏病、肝病、糖尿病、肾病等慢性病严重者应在医师指导下服用。孕妇禁用。

4. 乳核散结片

【方剂组成】柴胡、当归、黄芪、郁金、光慈姑、漏芦、昆布、海藻、淫羊藿、鹿衔草。

【性　　状】本品为糖衣片，除去糖衣后显棕褐色；味酸、微辛涩。

【功能主治】舒肝活血，祛痰软坚。用于肝郁气滞、痰瘀互结所致的乳癖，症见乳房肿块或结节，数目不等、大小不一、质软或中等硬，或乳房胀痛、经前疼痛加剧；乳腺增生病见上述证候者。

【规　　格】每片重 0.36 克（薄膜衣）。

【用法用量】口服。一次 4 片，一日 3 次。

【注意事项】本品含昆布、海藻等含碘药物，甲亢患者慎服。本品含有光慈姑，该药材有小毒，过量、久服可引起胃肠道不适等不良反应。月经期间停止服药。

5. 加味藿香正气丸

【方剂组成】广藿香、紫苏叶、白芷、白术（炒）、陈皮、半夏（制）、厚朴（姜制）、茯苓、桔梗、大腹皮、甘草、生姜、大枣。

【性　　状】本品为青黄色至棕黄色的浓缩丸；气芳香，味甘、微苦。或为棕褐色的大蜜丸；气微香，味微甘、苦。

【功能主治】解表化湿，理气和中。用于外感风寒，内伤湿滞，头痛昏重，胸膈痞闷，脘腹胀痛，呕吐泄泻。

【规　　格】大蜜丸每丸重 9 克。浓缩丸每袋装 6 克。水蜜丸每袋装 5 克。

【用法用量】口服。水蜜丸一次 5~10 克，大蜜丸一次 1~2 丸，一日 2~3 次。浓缩丸一次 6 克，一日 2 次。

【注意事项】忌烟、酒及辛辣、生冷、油腻食物。不宜在服药期间同时服用滋补性中成药。不适用于风热感冒，其表现为发热明显，微恶风，有汗，口渴，鼻流浊涕，咽喉肿痛，咳嗽，咳吐黄痰。高血压、心脏病、肝病、糖尿病、肾病等慢性病严重者应在医师指导下服用。

【小 贴 士】本品在经典验方藿香正气丸的基础上增加了养胃和中的生姜、大枣等药物，保留了经典古方藿香正气丸的特色与优势，最大限度地提取出药材的有效成分，所以质量稳定。

6. 滋肾育胎丸

【方剂组成】菟丝子、砂仁、熟地黄、人参、桑寄生、阿胶（炒）、首乌、艾叶、巴戟天、白术、党参、鹿角霜、枸杞子、续断、杜仲。

【性　　状】本品为黑色的包衣浓缩水蜜丸，除去包衣后显深棕色；气微香，味微苦。

【功能主治】补肾健脾，益气培元，养血安胎，强壮身体。用于脾肾两虚，冲任不固所致的滑胎（防治习惯性流产和先兆性流产）。

【规　　格】每瓶装 60 克。

【用法用量】口服。淡盐水或蜂蜜水送服。一次 5 克（约三分之二瓶盖），一日 3 次。

【注意事项】孕妇禁房事。感冒发热者勿服。服药时忌食萝卜、薏苡仁、绿豆芽。如肝肾阴虚患者，服药后觉口干口苦者，改用蜂蜜水送服。服药时间长短不一，有的服 1~2 瓶见效，有的滑胎患者需服药 1~3 个月，以服药后临床症状消除为原则，但滑胎者一般均服至 3 个月后渐停药。

【小 贴 士】本品是现在广泛使用的安胎中成药，源自清代名医张锡纯创立的寿胎方，由菟丝子、桑寄生、川续断、阿胶 4 味药组成。此方将自然现象与中医理论有机结合起来，思维巧妙。比如，桑寄生是依靠寄生在桑树上吸取桑树的营养，这就好比胎儿寄生于母腹中，用之保胎自然合适，此解虽有些牵强，但寿胎方能保胎却是不争的事实，问世后，一直是保胎的经典方。

六、奇星：奇星奇星，制药求精

广州白云山奇星药业有限公司集合了广州众多的老字号，如潘人和、广州冯了性、岐生堂、何家园等，有着深厚的中医药文化底蕴。早期，该厂生产传统名药珍珠末、蛇胆川贝末、猴枣散、紫雪丹等，并通过合理的工艺改革，产品得以远销东南亚各国。现在的奇星则拥有虚汗停、益妇止血丸、猴枣牛黄散、四方胃片、新雪颗粒等国家中药保护品种以及华佗再造丸、龙凤宝、扶正丹、螺旋藻、梦驼铃片（褪黑素）、生津咽喉片、通便宁片、鼻咽清毒颗粒等新产品。

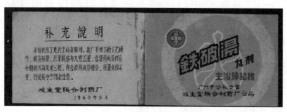 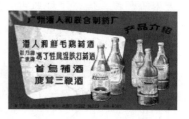

原岐生堂联合制药厂的宣传丹　　　　　　　原潘人和联合制药厂的宣传丹

　　奇星的支柱产品华佗再造丸是根据新中国成立初期冉雪峰的祖传治疗脑中风的秘方研发加工制成的中成药，是在中医"治风先治血，血行风自灭"的经典理论指导下，精选十多味纯植物药组方而成。本方摒弃了中医治"风"总离不开使用动物药的习惯，采用纯植物药组方，既避免了动物药的破血作用和毒性，又克服了动物药因其有效成分（如酶等）易分解而影响治疗效果的缺点，从而既可治疗缺血性中风，又能治疗出血性中风。1988年，华佗再造丸获得国家科技进步奖。

1. 华佗再造丸

　　【方剂组成】川芎、吴茱萸、冰片、马钱子粉等。

　　【性　　状】本品为黑色的浓缩水蜜丸；气香，味苦。

　　【功能主治】活血化瘀，化痰通络，行气止痛。用于痰瘀阻络之中风恢复期和后遗症，症见半身不遂、拘挛麻木、口眼歪斜、言语不清。

　　【规　　格】每瓶装：80克；120克。

　　【用法用量】口服。一次4～8克，一日2～3次；重症一次8～16克，或遵医嘱。

　　【注意事项】孕妇忌服。服药期间如有燥热感，可用白菊花蜜糖水送服，或减半服用，必要时暂停服用1～2天。

　　【小　贴　士】患高血压病多年的患者，会有血管硬化、血液高黏度、血小板易黏附、聚集等改变，可在服用降压药的同时配合服用华佗再造丸以软化血管、降血黏度、抗血小板聚集，起共同预防中风的作用。中风患者又有高血压时，服用华佗再造丸时，如果血压控制得好可不加用降压药，若血压波动大应加用降压药。

2. 虚汗停颗粒

　　【方剂组成】黄芪、浮小麦、大枣、糯稻根、牡蛎（煅）。

【性　　状】本品为浅棕黄色至棕褐色的颗粒；味甜、微涩。

【功能主治】益气养阴，固表敛汗。用于气阴不足之自汗、盗汗及小儿盗汗。

【规　　格】6袋装每袋装10克；12袋装每袋装5克。

【用法用量】用开水冲服，成人一次10克，一日3次。四周岁以下儿童，一次5克，一日2次。四周岁以上儿童，一次5克，一日3次。

【注意事项】糖尿病患者禁服。感冒发热患者不宜服用。本品宜饭前服用。

3. 龙凤宝胶囊

【方剂组成】淫羊藿、肉苁蓉、党参、黄芪、白附片、玉竹、牡丹皮、山楂、冰片。

【性　　状】本品为胶囊剂，内容物为棕褐色的粉末；气香。

【功能主治】补肾，健脾益气，宁神益智。用于更年期综合征及神经衰弱。

【规　　格】每粒装0.5克。

【用法用量】口服。一次2粒，一日3次。

【注意事项】本品宜饭前服用。凡阴虚阳亢、血分有热、胃火炽盛、肺有痰热、外感热病者慎服。孕妇禁用。

4. 猴枣牛黄散

【方剂组成】猴枣、体外培育牛黄、猪牙皂、细辛、草豆蔻、人工麝香、川贝母（蛇胆汁制）、珍珠（水飞）、琥珀（水飞）、全蝎（制）、朱砂（水飞）、石菖蒲、硝石、冰片、白矾（煅）、甘草。

【性　　状】本品为棕褐色粉末；气香，味甘、凉。

【功能主治】除痰镇惊，通窍。用于小儿惊风、痰涎壅盛。

【规　　格】每瓶装0.36克。

【用法用量】口服。儿童一岁以上一次0.36克，未满周岁一次0.18克，一日2～3次。

【注意事项】运动员慎用。

5. 千柏鼻炎片

【方剂组成】千里光、卷柏、决明子、麻黄、羌活、白芷、川芎。

【性　　状】本品为糖衣片，除去包衣后显棕黑色；味苦。

【功能主治】清热解毒，活血祛风，宣肺通窍。用于风热犯肺，内郁化火，凝滞气血所致的鼻塞、鼻痒气热、流涕黄稠，或持续鼻塞、嗅觉迟钝；急慢性鼻炎、急慢性鼻窦炎见上述证候者。

【规　　格】每瓶装 100 片。

【用法用量】口服。一次 3 ～ 4 片，一日 3 次。

【注意事项】运动员慎用。

七、何济公：利己利人驰盛誉，半为慈善半营生

"鞋儿破，帽儿破，……哪里有不平哪有我"，一首"济公"的主题歌曾经唱遍大江南北，其实，早年前在广东还真有个"活济公"的传说，那就是广州老字号"何济公"，其创始人何福庆有意效法"济公"普济众生，取"活济公"的谐音，故名"何济公"。

1938 年，何福庆在广州河南鹤洲直街积善里开何济公药行（后迁往上海市康定路 88 弄 11 号，至 1945 年结束），又于 1942 年在广州龙津东路洞神坊 66 号 2 楼设药行，并在清远与人合办维大药房。抗战胜利后，因生产渐有发展，将行址迁往洞神坊 45 号之一。

1950 年，何济公药行改名为中国广州何济公制药厂。1956 年实行公私合营，改名为公私合营何济公制药厂。同年 5 月与"宇宙""惠民""荷兰""百灵""凤凰"和"三联"等 13 间私营成药厂、社合并，再次改名为公私合营何济公联合制药厂。1961 年后，灵芝制药厂、普济联合制药厂、仁人联合制药厂和利农制药厂先后并入。1964 年 6 月改名为公私合营向群制药厂。1969 年 1 月又改名为广州第六制药厂。1980 年 12 月 7 日复名为广州何济公制药厂。1985 年 4 月 1 日与广州第八制药厂合并，仍名广州何济公制药厂，厂址迁往荔湾路 49 号。

2005 年之前，广州医药集团的外用药由 3 部分构成，包括原卫生材料厂、白云山中药厂及何济公制药有限公司的外用药产品。2005 年 4 月 30 日，广州医药集团首先合并了原白云山中药厂外用药车间和卫生材料厂，并正式更名为广州白云山外用药厂，于 2007 年 1 月与广州何济公制药厂整合为白云山何济公制药厂。

(一) 普济众生效"济公"

何济公创始人何福庆生于 1909 年,祖居广东南海恩洲王圣堂村 (今广州市白云区广源路王圣堂)。福庆少时在本村读了 8 年私塾,20 世纪 20 年代末到汉口华安公司当后生。后与人合股在汉口民生路开办广东药行,主要经销广东柠檬精、鹧鸪菜,兼营汉昌牌雪茄烟和广东云纱绸等,以此起家并渐有积蓄。

1938 年,在药行的筹划过程中,他就专门请了几位生意上的朋友商量,为药行取名。席中,有人说到:"陈李济的招牌好,济字有同心济世和接济贫困之意,值得借鉴。"随即有人灵机一动,应声而说:"药行本为百姓,古有济公和尚受百姓欢迎,何不就称何济公呢?"自此,药行有了个响亮的名字。在此后的经营中,"何济公"秉承了"利己利人驰盛誉,半为慈善半营生"的宗旨。作为制药业,它是一种带有慈善性的事业,生产

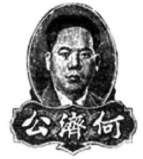

何福庆像

和经营药品不能唯利是图,但又不能只讲慈善而不计成本和效益。作为药品,首先要有良好的使用价值,即能治病,但同时又要创造出经济价值,才能扩大再生产。"何济公"的止痛散之所以能生存且后来居上,一枝独秀,道理就在于此。

(二) 发烧发热唔使怕,何济公止痛散顶呱呱

作为中华老字号的何济公,最早的成名药品并非中药,而是一剂西药。提起何济公,老一辈的广州人,马上会联想到"头痛粉、柠檬精 (均为何济公牌阿咖酚散不同时期的旧称)","何济公,何济公,止痛唔使五分钟"。这个有 80 余年历史的老字号,以一剂解热止痛散,坚定地印刻在广州人的关于疼痛的记忆中。解热止痛散,是何济公创始人于 1936 年研制的,原名"灭痛星",1938 年,何济公成立,大量生产,积极支持抗战前线。1946 年改名为"止痛散",1954 年经广州市卫生局批准定名为"止痛退热散",1965 年由卫生部改名为"解热止痛散"。老广州人几乎把止痛退热散当作是一味中药来依赖——事实上,止痛退热散完全是西药,虽然是外来的,但来得久了,就被当成自家人,几十年了,最早的散剂还保留着,至今还坐着散剂药的第一把交椅。

止痛退热散其实就是含阿斯匹林、非那西汀、咖啡因 3 种成分的复方散剂,

几十年一直如此，处方没有什么大的变化。事实上，好的东西也并不一定需要经常变化。老字号茶楼里的莲蓉包如此、老字号鞋店里的鞋子如此，老字号的药也一样。

（三）卖田卖地卖"广告"

如今的营销广告业可谓"乱花渐欲迷人眼"，但要说起何济公的广告，也算得上此领域的开山鼻祖了。何福庆是个精明的生意人，他深谙广告对企业发展的重要性。认为酒香也怕巷子深。何福庆将自己的积蓄拿来做广告，接着还把祖田卖了，用于广告投入。如此一来，他失去了土地，却弄得满城都是"何济公"，蔚为壮观。那时，广州的大街小巷很多人都在说"何济公就是活济公""广州有个活济公"……这正是广告语反复轰炸的结果。

何福庆做广告的花样很多，有报纸宣传、贴街招、写墙壁、放电影、"邮办"广告推销、挂广告布幕、请学生仔沿街叫唱、穿"济公"戏服敲锣打鼓扛彩旗游行……。其广告手法也屡出奇拓，仅举三例如下。

一是对于报纸广告采用先声夺人的手法。1946 年的一天，汉口《新湖北日报》在头版显要位置，登出一幅"广东飞来何济公"的广告，搅得达官贵人神色慌张，平民百姓则莫名其妙；第二天又登出"止痛唔使（不用）五分钟"的广告字样，使人更加丈二和尚摸不着头脑；第三天才解释悬念，详细说明灭痛星——止痛散是经留学美国医药博士发明，在国内外行销，由广东何济公药行制造，刚用飞机运到等等。为此，轰动了武汉三镇。

二是对于最普通的墙壁灰水广告，究竟应写在哪里也大加斟酌。何福庆提出最好的地方是写在正对厕所窗口，使如厕者都能看到。

三是利用穷学生来做广告。一次，有个中学生因无钱读书，停学来厂求职，何福庆知道缘由后，问那个学生是否仍想读书？那位学生讲很想。何福庆就叫他白天上学，夜晚为药行做 3 小时的马路广告。于是街头巷尾马路闹市就每晚听到"何济公，何济公，止痛唔使五分钟""发烧发热唔使怕，何济公止痛散顶呱呱"的清脆儿歌，宣传效果甚佳。

（四）消炎镇痛膏与柬埔寨国王

1977 年，柬埔寨国王西哈努克来访广州，整个广州几乎倾城而出，夹道欢迎。

　　西哈努克长期被风湿困扰，每逢阴雨天气双腿就疼痛难忍，到各国遍寻名医都没有治好。他到广州访问时，又逢风湿发作，随行的中国翻译见他难受，就给了他一片消炎镇痛膏。西哈努克睡前把它贴于膝盖，第二天早上起来疼痛竟然消失了。

　　西哈努克找来那位翻译，想了解这功能神奇的消炎镇痛膏的来历。原来，消炎镇痛膏是当时的广州卫生材料厂在国外著名的"脱苦海"贴膏的基础上研制的，是中国第一个治疗风湿骨痛的含药贴膏。消炎镇痛膏解决了西哈努克多年的疾患，他本决定去参观并感谢当时的广州卫生材料厂，但由于活动日程安排得很紧，西哈努克只有派随行人员到该厂购买消炎镇痛膏，并一再叮嘱要对该厂的工人表示感谢。

（五）何济公名优中成药

1. 701 跌打镇痛膏

　　【方剂组成】土鳖虫、生草乌、马钱子（炒）、大黄、降香、两面针、黄芩、黄柏、虎杖、冰片、薄荷素油、樟脑、水杨酸甲酯、薄荷脑。

　　【性　　状】本品为棕黑色的片状橡胶膏，久置后膏背面有轻微泛黄；气芳香。

　　【功能主治】活血止痛，散瘀消肿，祛风胜湿。用于急、慢性扭挫伤，慢性腰腿痛，风湿关节痛。

　　【规　　格】每贴 10 厘米 ×7 厘米。

　　【用法用量】外用。按需要面积剪下药膏，顺着隔粘纸纵纹撕开，贴于洗净揩干之患处，用手按压贴牢；如气温较低时使用，药膏黏性可能降低，应稍加温，使之易于贴牢。

　　【注意事项】皮肤破溃或感染处禁用。经期及哺乳期妇女慎用。孕妇禁用。

　　【小　贴　士】本品是参照广州市越秀区正骨医院老中医献方，于 1970 年 1 月研制成功，故称为"701"跌打镇痛膏。因疗效确切，价格合理，投放市场后，受到了热烈的欢迎。据传在海南万泉河畔有个"701"村，该村人长期种植深脚田，大多人患有风湿关节痛，后来，有人介绍使用"701"，取得了很好的效果，于是村里人用得越来越多，成为远近闻名的"701 村"，当地还有一首民谣："'701'，吊眼挑（弯），（在海南话中是非常想得到的意思。）文田村全用'701'；三公用，四伯贴，还有一个叫阿箫；跌伤红肿风湿痛，一贴就灵除鬼妖。好队长，出奇招，年终还奖'701'"。

2. 消炎镇痛膏

【方剂组成】薄荷脑、樟脑、冰片、麝香草脑、颠茄流浸膏、盐酸苯海拉明、水杨酸甲酯。

【性　　状】本品为乳白色或乳黄色片状橡胶膏、芳香。

【功能主治】消炎镇痛。用于神经痛、风湿痛、肩痛、扭伤、关节痛、肌肉疼痛等。

【规　　格】每贴 10 厘米 ×7 厘米。

【用法用量】贴患处。一日 1 ~ 2次。

【禁　　忌】孕妇禁用。

3. 散结止痛膏

【方剂组成】重楼、白花蛇舌草、夏枯草、生川乌、生天南星、冰片。

【性　　状】本品为淡棕色的片状贴膏；气香。

【功能主治】软坚散结，消肿止痛。用于乳腺囊性增生、乳痛症、男性乳腺增生症。

【规　　格】每贴 10 厘米 ×6 厘米。

【用法用量】外用。揭去隔粘纸，贴于患处。一次 1 ~ 2贴，每次贴 6 ~ 8小时或遵医嘱。对于乳痛症可视需要贴用。对于乳房肿块则需要贴用三个月或更长时间。如三个月内症状未缓解，请找医生咨询。

【禁　　忌】怀孕期和哺乳期妇女忌用。

4. 滴通鼻炎水

【方剂组成】蒲公英、细辛、黄芩、麻黄、苍耳子、石菖蒲、白芷、辛夷。

【性　　状】本品为棕色的澄溶液；气芳香，味微苦。

【功能主治】祛风清热，宣肺通窍。用于伤风鼻塞、鼻窒（慢性鼻炎）、鼻鼽（过敏性鼻炎）、鼻渊（鼻窦炎）等病。

【规　　格】每瓶装 10 毫升；15 毫升。

【用法用量】外用滴鼻。一次 2 ~ 3滴，一日3 ~ 4次。

【注意事项】不宜在用药期间同时服用温补性中药。高血压、心脏病患者慎用。

5. 田七跌打风湿软膏

【方剂组成】白芷、薄荷脑、大黄、当归尾、独活、防风、甘草、骨碎补、海桐皮、黄柏、连钱草、木瓜、羌活、忍冬、三七、伸筋草、苏木、桃仁、威灵仙、五加皮、豨莶草、续断、泽兰、樟脑、栀子。

【性　　状】本品为棕色软膏；具薄荷的香气。

【功能主治】活血祛瘀，舒筋通络，消肿止痛，祛风除湿。用于软组织挫伤、风湿腰痛、肌腱劳损，以及骨折、脱位引起的软组织损伤。

【规　　格】每支装 25 克；35 克。

【用法用量】涂擦患处，一日 2 ~ 3 次。

【注意事项】皮肤破伤处不宜使用。皮肤过敏者停用。禁止内服。

6. 风油精

【方剂组成】薄荷脑、樟脑、桉油、丁香酚、水杨酸甲酯。

【性　　状】本品为淡绿色澄清油状液体；有特殊的香气，味凉而辣。

【功能主治】清凉，止痛，祛风，止痒。用于蚊虫叮咬及伤风感冒引起的头痛、头晕、晕车不适。

【规　　格】每瓶装 3 毫升。

【用法用量】外用，涂擦于患处。口服，一次 4 ~ 6 滴。

【注意事项】皮肤有烫伤、损伤及溃疡者禁用。

八、明兴：着眼明天，兴企盛邦

药界先驱梁培基（1875—1947）1900 年创建了梁培基制药厂。随着历史的变迁和社会的发展，梁培基制药厂、利济轩药厂与广州其他一些药厂在 1956 年同组为公私合营的"明兴联合制药厂"。"明兴"即是在梁培基"造药济世"理念和勇于创新精神的基础上，经过提炼和升华，赋予了更深刻的内涵——"着眼明天，兴企盛邦"。

清开灵系列为明兴公司的主导中成药产品。

（一）梁培基简介

梁培基，原名梁缄，字慎余，广东顺德人，出生于广州。广州名医、华南著名制药商。自清末便开始从事医疗和医学教育。光绪二十年（1894），在博济医学院学医。光绪二十三年毕业，留校当助教，后兼任夏葛女子医科学校药物学教师，同时在社会上持牌行医。梁行医初期，由于民众缺乏对西医西药的认识，有病都习惯用中医药治疗，因而业务清淡，直到他治愈一富家子弟的顽疾后，声名鹊起，局面才为之改观。有鉴于此，梁培基开始尝试结合中西医药的优点，从中探索一条符合国情的医疗之道。当时正值华南地区疟疾连年流行，思维活跃的梁培基以近代广东人特有的视野和机敏，顺势大胆推出一种自制的治疟疾药物，及时投放市场。该药采用具有治疟疾特效的西药"硫酸奎宁"为主要原料，配以中药甘草粉等制成小丸，以中成药丸剂型出售，以"梁培基发冷丸"（广东民间称疟疾为"发冷"）命名，开中西药结合的先河。由于医疗效果显著，"发冷丸"很快畅销华南地区各省，成为家喻户晓的名药。而梁也从此弃医从商，完成了由一名职业医生到一位实业家的角色转换。

从1902年起，梁培基全力经营制药业，主要品种有发冷丸、止咳丸、六角饼、补脑丸、补脑汁、搜毒汁、牙痛水、戒烟水、癣药散等。随着生产经营规模的不断扩大，短短十几年间，梁培基药厂已发展成为广东药业翘楚，而其"镇山之宝"发冷丸，更是远销到美国和南洋等地。这时的梁培基，已是闻名遐迩的巨富，但他始终没有忘记自己另一个更为朴素的身份——医生，更没有放弃尽一个典型医生的天职——解除疾苦，救济苍生。为此，他创办了著名的光华医学堂（中山医科大学前身）和光华医院（国内最早由中国人自办、中国人任教、用中文讲课的西医学校和西医医院）；而为普及医疗卫生知识，他还创办了《医药卫生报》。

用广州人的话来说，梁应是典型的"食脑一族"，绝对属于那种最先懂得把知识通过专业＋创意＋广告而转化为财富的"经济先知"。其他不说，仅看梁为推销"发冷丸"所作的广告策划，即使在广告业发达的今天来看，你也不能不由衷叹服。在当时没有电视等先进宣传媒体的情况下，梁培基想出了一个奇特的广告宣传办法。他先是让人在广州一些最主要街道或建筑物的墙上写上"梁培基发冷"5个字。当时，老百姓只要一看到"发冷"两字，就会感到紧张，怕染上这种病。但同时认为这个"梁培基"得了疟疾，应该去求医才对，为何要在街头巷尾写字示人？因此引起了大家的种种猜疑。几天后，这5字后多了一个"九"字，变成了"梁培基发冷九"（"九"与"久"谐音），这下更是让人感到震惊。就在大家百思不得其解之时，梁培基才让人在"九"字上加一点，这画龙点睛的一笔就变成了"梁培基发冷丸"。此时大家才如梦初醒，明白到这是有人在为"梁培基发冷丸"做广告，于是就留心起这种新药丸来。梁培基马上派人当街解释，"梁培基发冷丸"是梁培基药厂刚研制出来的一种药丸，对治疗疟疾有独特功效。如此一来，奇特的卖药丸故事和药丸专治疟疾的独特疗效一夜之间传遍了广州城。当大家争相购买这种新药丸时，梁培基就正如广州人所说的"发达"了，一跃而成广州富商。

（二）明兴名优中成药

1. 清开灵口服液

【方剂组成】胆酸、珍珠母、猪去氧胆酸、栀子、水牛角、板蓝根、黄芩苷、金银花。

【性　　状】本品为棕红色的液体；味甜、微苦。

【功能主治】清热解毒，镇静安神。用于外感风热、火毒内盛所致发热、咽喉肿痛、舌质红绛、苔黄、脉数者；上呼吸道感染、病毒性感冒、急性咽炎、急性气管炎等病见上述证候者。

【规　　格】每支装 10 毫升。

【用法用量】口服。一次 20 ~ 30 毫升，一日 2 次。

【小　贴　士】本品由传统名贵中成药安宫牛黄丸演绎而来。由于安宫牛黄丸的某些原料（如犀牛角、熊胆等）稀缺，价格昂贵，制约了它的生产和供应，我国于 20 世纪 70 年代开展了相关剂型改革研究。清开灵注射液于 1979 年研制成功，80 年代中期到 90 年代后期，明兴公司又相继自主研制推出清开灵口服液、胶囊、颗粒三个口服剂型，满足了不同人群的需要。

2. 消痔灵片

【方剂组成】五倍子、白蔹、卷柏、地榆、槐花、牛羊胆酸。

【性　　状】本品为糖衣片或薄膜衣片，除去包衣后显棕黑色；味苦。

【功能主治】收敛止血，解毒敛疮。用于内外痔疮。

【规　　格】每片重 0.4 克（薄膜衣）。

【用法用量】口服。一次 2 ~ 3 片，一日 3 次。

【注意事项】用药期间不宜同时服用温热性药物。孕妇慎用。有高血压、心脏病、肝病、糖尿病、肾病等慢性病严重者均应在医师指导下服用。脾虚大便溏者慎用。

【小　贴　士】现代医学认为，肛门周围的静脉血管网由于素积湿热、饮食不节等原因扩张屈曲形成静脉团，生成痔疮。如果不及时治疗，会造成坠胀、流脓、便血，甚至导致肛门组织坏死以及其他病变。

九、光华：悬壶济世，光大中华

光华制药的前身是创建于 1912 年的唐拾义药厂。唐拾义药厂，以"中药为本，西药为用”的思想，开创了中国第一批中西结合生产工艺，成为中国现代制药企业的创始人之一，是中国最早的西成药厂之一。

新中国成立后，唐拾义药厂在人民政府的扶助下，得到健康发展。1950年开始正式有了药师，并设置了化验室，使产品质量有了保证。1956年进行全行业公私合营时，以唐拾义药厂为基点厂，与健成药社、陈一鸣成药社、天喜堂药厂、崇叶成药社、泰安得记成药社、营孙氏药社、天寿堂药厂、广惠成药社8间厂社合并，组成“广州市公私合营唐拾义联合制药厂”。1964年8月，广州唐拾义药厂按国父孙中山先生“光大中华”的遗愿，更名为光华制药厂。1993年转制为广州光华药业股份有限公司，1998年兼并广州药用包装材料厂，2001年通过资产重组成为广药集团属下的广州白云山制药股份有限公司的子公司——广州白云山光华制药股份有限公司。

现光华公司的主打中成药产品为小柴胡颗粒。

（一）中西结合唐拾义

唐拾义（1874—1939），出生于三水县白坭。清末民初，西医西药已随教会传入我国。唐拾义年轻时在广州博济医院学西医，成绩优异。1912年在下九路华林街自设医馆，挂牌专治伤寒喘咳症。为提高知名度，除在报上刊登广告外，在包装药名前加“唐拾义”字样，连出诊乘轿的布篷上也标着“唐拾义大医师”字样。由于求医者众，需药量增，乃迁址到下九路旺地设诊所及制药工厂。唐拾义自任药厂经理，长子唐太平任副经理，挂“唐拾义父子制药厂”招牌。这是我国时间较早、规模较大成批生产西成药的药厂。1919年赴沪设诊所，1924年开设

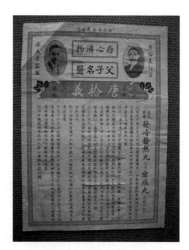

唐拾义发冷发热丸的宣传单

上海药厂。此后在天津、香港、汉口等地分厂，并在广州设增寿堂，经销产品。善于经营，获利甚巨。其药厂是近代中国著名药号之一。

该药厂创制了唐拾义发冷丸（又名唐拾义疟疾丸），对治疗疟疾卓有成效。我国早年东南沿海疟疾流行，患者极众。“发冷丸”对解除人民群众的疟疾病苦、康复身体起了极大作用。唐拾义药厂还生产多种新药，如“拾义疳积散”“唐拾

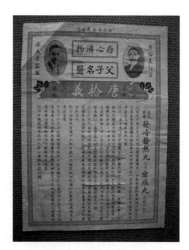

岭南名优中成药

义久咳丸"和"唐拾义止痛片"等。

(二) 光华小柴胡："治感专家"

　　小柴胡颗粒源于医圣张仲景《伤寒论》中的小柴胡汤，具有扶正祛邪、祛寒退热治感冒的特殊功效，适宜包括体虚人群在内的各类人群。包括日本、韩国在内的多个国家从 20 世纪初就对这个产品的创新展开竞赛，唐拾义在中国制药史上首创冲剂（现称颗粒剂），并把小柴胡冲剂专供中国革命军北伐之用。

　　1937 年 11 月，日寇占领广州后，将小柴胡冲剂技术带回了日本，并野蛮地禁止唐拾义药厂生产，但其开创的小柴胡冲剂在日本得到广泛的应用和研究。20 世纪70 年代，生产小柴胡冲剂而闻名的日本津村顺天堂，因当年迫取而得的工艺使用不得法造成严重的不良反应，老板津村昭被判了三年徒刑，受到历史的惩罚。

　　20 世纪 80 年代，广州白云山光华制药股份有限公司重新研究《伤寒论》之"小柴胡汤"这一千年古方，并研制出现在的小柴胡颗粒，具有易口服、易吸收的特点。

(三) 光华名优中成药

1. 小柴胡颗粒

　　【方剂组成】柴胡、黄芩、半夏（姜制）、党参、生姜、甘草、大枣。

　　【性　　状】本品为黄棕色至棕褐色的颗粒；味甜。

　　【功能主治】解表散热，疏肝和胃。用于外感病，邪犯少阳证，症见寒热往来、胸胁苦满、食欲不振、心烦喜呕、口苦咽干。

　　【规　　格】每袋装 10 克。

　　【用法用量】开水冲服。一次 1 ~ 2 袋，一日 3 次。

　　【注意事项】忌烟、酒及辛辣、生冷、油腻食物。不宜在服药期间同时服用滋补性中成药。风寒感冒者不适用。

　　【小　贴　士】小柴胡汤出自张仲景《伤寒论》，用于感冒和流感的治疗和预防，由于具有疏肝和胃的功效，在众多的感冒药中独具不伤肝胃的良好特性。

2. 脑络通胶囊

　　【方剂组成】丹参浸膏、盐酸托哌酮、川芎浸膏、甲基橙皮苷、黄芪浸膏、维生素 B$_6$。

【性　　状】本品为胶囊剂，内容物为灰棕色的粉末；气辛，味麻辣。

【功能主治】补气活血，通经活络。具有扩张血管，增加脑血流量的作用。用于脑血栓、脑动脉硬化、中风后遗症等各种脑血管疾病气虚血瘀证引起的头痛、眩晕、半身不遂、肢体发麻、神疲乏力等症。

【规　　格】每粒装 0.5 克（含盐酸托哌酮 50 毫克）。

【用法用量】口服。一次 1～2 粒，一日 3 次。

【注意事项】本品含盐酸托哌酮，应避免与含盐酸托哌酮的药品合并使用，或遵医嘱。

3. 莲芝消炎胶囊

【方剂组成】穿心莲总内酯、山芝麻干浸膏。

【性　　状】本品为胶囊剂，内容物为棕黑色的粉末；味苦。

【功能主治】清热，解毒，消炎。用于支气管咳嗽、扁桃体炎、咽炎。

【规　　格】每粒含穿心莲总内酯 60 毫克。

【用法用量】口服。一次 1～2 粒，一日 3 次。

【注意事项】忌烟酒、辛辣、鱼腥食物。不宜在服药期间同时服用温补性中药。脾虚大便溏者慎用。属风寒感冒咽痛，症见恶寒发热、无汗、鼻流清涕者慎用。

4. 强力枇杷露

【方剂组成】枇杷叶、罂粟壳、百部、白前、桑白皮、桔梗、薄荷脑。

【性　　状】本品为棕色至深棕色的液体；气香，味甜。

【功能主治】养阴敛肺，止咳祛痰。用于支气管炎咳嗽。

【规　　格】每瓶：100 毫升；120 毫升；135 毫升。

【用法用量】口服。一次 15 毫升，一日 3 次。小儿酌减。

【注意事项】儿童、孕妇、哺乳期妇女禁用。糖尿病患者慎用。本品含罂粟壳，不宜久服。忌烟、酒及辛辣、生冷、油腻食物。不宜在服药期间同时服用滋补性中药。

第四章

香港中成药老字号

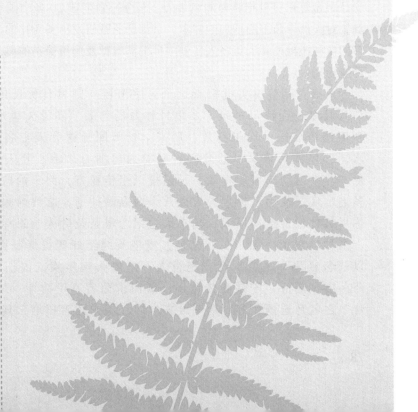

香港的中成药老字号大多来自内地，尤其以广州和佛山迁出的家族企业为多，如广州的保滋堂、位元堂、何明胜堂、王老吉，佛山的马百良、李众胜堂、梁培基药厂，还有潮州的宏兴药行等均曾到香港设店或设厂，有的至今仍在香港经营。

值得一提的是香港药油，药油一般有祛风止痛、舒筋活络、通鼻消炎等功效。20世纪初期，中西成药在香港尚未普及，看病吃药并不方便，更不经济，对于一些轻微病症，患者往往愿意自行处理解决，由此能舒缓多种病症的各种外用药油便"应运而生"，它们在医药落后的年代一直担当着救急扶危的角色。随着西医药的普及发展，中药在本港的主流地位渐渐被代替，但外用中药油却难有被取代的迹象，反而日趋广泛，原因是中药油被普遍认同在治疗多种痛症方面比西药更有效，而且没有副作用，尤其对于关节骨痛、肌肉酸痛等独具疗效，对解决蚊叮虫咬、头晕肚痛、舟车晕浪等"小病小痛"更是举手之劳。因此既便宜又好用的"香港药油"也可算是香港特产了。最著名的如虎标万金油、和兴白花油、均隆驱风油、黄道益活络油、保心安油等，都是耳熟能详的"老字号"。

一、京都念慈菴

1946年成立的香港京都念慈菴总厂有限公司，多年来以单一产品香港京都念慈菴蜜炼川贝枇杷膏而闻名中外，至今行销全球20多个国家。近年为配合市场上对天然中药不断增加的需求，京都念慈菴研发出多元化的产品，包括方便携带的便利庄枇杷膏、年轻人喜爱的枇杷润喉糖及服用简易的科学中药系列，使中药发扬光大。

京都念慈菴川贝枇杷膏这个名字出自一则具有优良传统的孝亲故事。清代县令杨谨侍母至孝，乡里号称为杨孝廉，其母久病未愈，缠绵数载，孝廉遍访名医，均未奏效。后来，杨听闻神医叶天士名声，不畏跋山涉水、千里微躬求医，迎叶天士回府为母细心诊治，叶天士诊断为积劳成疾，非平常汤药所能奏效，于是授以祖传秘方，终于治愈杨太夫人久咳痰多之宿疾。及后，杨太夫人以八十四高龄仙逝，临终前嘱咐杨孝廉广制蜜炼川贝枇杷膏造福世人。杨孝廉为纪念母亲及叶天士恩泽，遵循秘方，用十余种珍贵药材如川贝、桔梗、枇杷及纯正蜂蜜等炼制而成川贝枇杷膏，以"念慈菴"之名制膏布施世人，凡患久咳痨疾、内伤吐血者，见症施药，屡试屡应，于是名传遐迩，踵门求药者不可数计，"念慈菴川贝枇杷膏"之名乃遍扬北方。杨孝廉去世后，因求药者日增，其后人便设肆于北京，"念慈菴川贝枇杷膏"也因此冠上了"京都"二字。制膏济世时，并随药附送原方，以符先人济世之旨，并令京都念慈菴的"孝亲图"商标成为优质中成药的标志。

此膏一传近两百年，日寇入侵后，杨家南迁广州，再移香港。杨氏后人因"北人南迁"，不谙南方习性及港埠法令，计划移民巴西，又恐"京都念慈菴川贝枇杷膏"妙方束之高阁，殊为可惜，于是郑重托付谢兆邦先生，务必使此膏流通不辍。谢兆邦先生乃秉持杨氏心意，1946年在香港设立京都念慈菴总厂有限公司，继续以正统正方正药嘉惠世人，并也随药公布原方，不敢藏私，经由谢先生多年的经营，京都念慈菴在世界各地都享有盛誉。目前已有三个生产基地，其中，香港总厂负责行销全世界；台湾厂强化浓缩液剂的制造，发展浓缩液及膏滋剂，还有浓缩颗粒、浓缩散剂、浓缩锭剂、浓缩膜衣锭及浓缩胶囊剂；新加坡有天然物研发中心，致力于新药、中药的研发及浓缩颗粒剂的研制并生产现代中药。

京都念慈菴蜜炼川贝枇杷膏

【方剂组成】川贝母、枇杷叶、南沙参、茯苓、化橘红、桔梗、法半夏、五味子、瓜蒌子、款冬花、远志、苦杏仁、生姜、甘草、杏仁水、薄荷脑。

【性　　状】本品为棕褐色的半流体；具杏仁香气，味甜、辛凉。

【功能主治】具有润肺化痰、止咳平喘、护喉利咽、生津补气、调心降火之功效。适用于伤风咳嗽、痰稠、痰多气喘、咽喉干痒及声音嘶哑。

【规　　格】每瓶装150毫升；300毫升。

【用法用量】口服；成人每日3次，每次一汤匙（15毫升），小儿酌减。

【注意事项】本品适用于肺燥咳嗽，其表现为干咳、咽喉疼痛、鼻唇干燥、痰黏而不易咳出。服用一周病症无改善，应停止服用，去医院就诊。服药期间，若患者出现高热，体温超过38℃或出现喘促气急者，或咳嗽加重，痰量明显增多者应到医院就诊。

【小　贴　士】二百五十多年前叶天士为杨太夫人所开立的药方，今经专家分析，实是寓神奇于平淡，寄奥义于寻常。因其所使用之药味，并无奇材怪药，都是习用常见者，但其组合适切，份量允当，故见效不凡。

二、余仁生

余仁生是一家总部位于新加坡的著名跨国中医药材和中成药制作与零售企

业，拥有上百年历史。

公司成立于 1879 年，创办人余广原籍广东佛山，后离开家乡到马来西亚，最初是为吸食鸦片的中国工人提供中医治疗与药物，后来逐渐发展成一家制作和销售中医药材的公司，公司的名字中，"余"是创办人的姓氏，"仁生"则代表了关怀世人的寓意，并以"仁心济世，关怀人生"为使命。但是真正将余仁生在东南亚推广的是余广的儿子余东旋，他原本是一名非常成功的橡胶和锡矿商人，业务遍及马来西亚和新加坡各地，在他的治理下余仁生逐渐发展成为在东南亚最大的中医房，业务还从马来亚半岛扩展到新加坡和中国大陆。

余东旋去世后，余仁生的业务由不同的家族成员分享，跨国的企业也被分成余仁生国际和余仁生香港两部分。1997 年，总部位于新加坡的余仁生国际成功地收购了余仁生香港，使得余仁生品牌重新归一家所有。

余仁生最畅销的中药成品药是它的保婴丹和白凤丸，不过目前它的成药生产已经全部转包给第三方厂家，只保留了余仁生的品牌。此外它还在新加坡、马来西亚、我国香港拥有 72 间零售中药专卖店，并从事药材批发业务，向欧美上千家西药房供应其中药产品。该公司也在澳大利亚和新加坡设立了 7 间中西医结合的私人诊所，以及 4 家位于马来西亚和新加坡的传统中医诊所。

1. 余仁生保婴丹

【方剂组成】麝香、牛黄、冰片、珍珠末、金礞石、硼砂、琥珀、麻黄、胆南星、天竺黄、重楼、防风、法半夏、川贝母、全蝎、黄连、僵蚕（麸炒）、钩藤、郁金、薄荷、天麻、蝉蜕。

【性　　状】本品为黄褐色的粉末；味辛凉微苦、气香。

【功能主治】疏风清热，化痰定惊。用于小儿感冒，因风寒袭表，食滞化热所致发热恶寒、喷嚏流涕、咳嗽有痰及不思饮食、夜啼易惊等症。特别适用于婴幼儿。

【规　　格】每瓶装 0.34 克。

【用法用量】温水调服。0 ~ 6 个月小儿，每次服半瓶，每日 1 次；6 个月至 1 岁小儿每次服 1 瓶，每日 1 次；1 岁至 2 岁小儿，每次服 1 瓶，每日 2 次；2 岁以上每次 1 瓶半，每日 2 次。

【注意事项】婴孩忌食生冷荤腥、油腻燥热之物。本品不适宜患有先天性 6-磷酸葡萄糖去氢酵素缺乏症之婴孩服用。

2. 余仁生金牌白凤丸

【方剂组成】当归、杜仲、肉桂、艾叶、延胡索、黄芪、人参、白芍、远志、黑芝麻、砂仁、五灵脂、鹿茸、川芎、白术、茯苓、香附、益母草、蜜糖。

【性　　状】本品为棕褐色的水蜜丸；味甘、微苦。

【功能主治】补气养血，调经止痛，产后调补。长期服用，可滋阴养颜，强身健体。用于因气虚血弱所引致之月经不调、经痛、月经量多、经色淡、头晕目眩、精神不振、手脚冰冷、面色苍白、身体瘦弱、腰酸膝软及产后体虚等症状。

【规　　格】每瓶装 15 克。

【用法用量】用暖水或者淡盐水送服，宜空腹服用。

【小　贴　士】产后调补，须在恶露已清后（约在产后十天）方可开始服用，每日一次。早晚各半瓶，最宜配鸡炖服，每次一瓶。

三、岭南药厂（香港）

1919 年，始创人吕满昌先生于新加坡创制红花油等各种外用药品，直至 20 世纪 50 年代移师香港，其子吕咏沂先生创办岭南药厂（香港）有限公司。公司的主要产品有岭南万应止痛膏、岭南黑鬼油等外用制剂。

1. 岭南万应止痛膏

【方剂组成】薄荷脑、薄荷油、桉油、樟脑、白樟油、水杨酸甲酯、麝香草酚。

【性　　状】本品为乳白色，气芳香，具清凉感。

【功能主治】止痛消炎，舒筋活络，提神醒脑。用于肌肉疲劳、筋骨酸痛、跌打伤痛、风湿骨痛、舟车晕浪、伤风头痛、蚊虫叮咬。

【规　　格】每瓶装 70 毫升。

【用法用量】治诸伤痛，先将痛处以温水洗净抹干，以少许本品涂于患处，然后轻揉数分钟。用于提神醒脑，将少许本品搽于额上或胸背。用于蚊虫叮咬，将少许本品擦于患处。

【注意事项】使用本品时切勿触及口腔、眼睛等黏膜。皮肤破溃处禁用。经期及哺乳期妇女、孕妇、儿童、年老体弱者应在医师指导下使用。

2. 岭南黑鬼油

【方剂组成】麝香草酚、香茅油、冬青油、松节油。

【性　　状】本品为棕黑色油状液体；气清香。

【功能主治】散瘀止痛。用于跌打损伤、筋骨酸痛、骨节疼痛、蚊虫叮咬。

【规　　格】每瓶装 30 毫升。

【用法用量】外用少量，涂擦患处。不可口服。

【注意事项】切勿接触眼睛、口腔等黏膜处，皮肤破溃处禁用。经期及哺乳期妇女慎用；年老体弱者应在医师指导下使用。

四、香港药油

1. 黄祥华如意油

　　"黄祥华如意油"由佛山人黄大年始创于清咸丰年间（1851～1861年）。黄大年，字兆祥，原经营"五福"灯饰店，后改营药油。今佛山福宁路仍保存着黄氏规模宏大、装修豪华的"兆祥黄公祠"。该药油制炼传系是：黄元吉—黄兆祥（黄祥华）—黄奕南—黄颂陶—黄凝鎏—黄启昌。此药处方相传来自佛镇"白衣庵"住持手中，黄元吉父子在一次中暑后卧床不起时住持赠方煎煮饮用，服后，果然药到病除，以后邻家

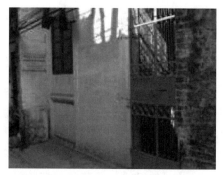

位于佛山文明里 77 号的黄祥华如意油祖铺，1998 年佛山市人民政府公布为文物保护单位。

谁人有病，只要是中暑或感冒之类，按方配药煎服，亦均霍然而愈。从此，黄元吉父子就把此药方视同拱璧，精心珍藏，留存后世。

　　真正制炼成药油是由黄兆祥第四个儿子黄奕南及从医的第五个儿子以黄家珍藏的药方，经过对药物成分分析和药物分量的加减，不断探索熬炼成药油的新方法。通过长时间的研制，制成既保存原有药方治疗疾病的特效又能医治一般常见疾病的药油，可以搽食兼用，特别是四时感冒、肠胃不适、风痰咳嗽以及小儿腹痛等症疗效甚佳，对烫火刀伤、蚊虫蜇伤等其功更著，似是一种"万应"而能"如意"的药油。兆祥父子最初是给家人亲友使用，发展到左邻右舍，随后下乡贩卖金花、花灯时，送给顾客使用，深受顾客欢迎。以扎制金花、花灯之业余时间制炼药油，已经供不应求。黄奕南便开始专职制炼药油，并且定名为"黄祥华万应如意油"。随着药油销量日益增加，所取得的利润远远高于扎制金花、花灯，于是，高挂起"黄祥华药铺"牌匾，专门生产销售药油。

据传，清光绪十年（1884 年）四月，军机大臣李鸿章巡视广东，有一宠姬随行，因不服广东水土，突然腹痛吐泻，服搽药油后，药到病除，因有为宠姬治病之功，便赠给黄奕南"韩康遗业"四字横批（此横批在沦陷时已遗失），使药油不胫而走，销量猛增。业务拓展后，佛山文明里祖铺，已不足接待川流不息的顾客，于是在升平路增设店铺一间，随后又在汕头、江门、上海、香港、新加坡的漆木街等地设有分店，并在广州浆栏街开设总铺（现浆栏路蛇餐馆对面店铺即其旧址），此时，黄氏家族已跃居为佛山镇内首富。

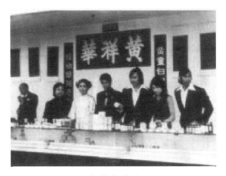

黄祥华药铺

1938 年 10 月，佛山沦陷，各地交通梗阻，成药内销全部中断，黄祥华设在各地的分店纷纷倒闭。1950 年，黄奕南孙子黄凝鎏，前往香港，中兴祖业，凭着香港分店设厂生产，供货给全港及澳门各药房销售，并以"黄祥华流行堂帆船牌万应如意油"的名称，先后在我国香港、新加坡、马来西亚、印度尼西亚等地注册，从此，"黄祥华如意油"又行销世界各地。

【方剂组成】薄荷油、艾油、玉桂油、丁香、玉桂、甘草、血竭、杏仁。

【功能主治】祛风化痰，散瘀消肿，提神醒脑，消暑散热。用于四时感冒、水土不服、舟车晕浪、头痛脑昏、腰脊痹痛、小儿腹痛、关节肿痛、风湿骨痛、跌打肿痛、烫火所伤、疥癫疮疖、蚊虫咬伤。

【规　　格】每瓶装：3 毫升；12.5 毫升；25 毫升。

【用法用量】外用，搽涂患处，可少量内服。

【注意事项】冻疮已有破溃者不宜使用。用于伤风鼻塞时应配合服用治疗感冒的相关药物。

2. 虎标万金油

提起万金油，人人都会想到"虎标万金油"及其创始人胡文虎、胡文豹兄弟俩。万金油是"芳香疗法"的杰作，正如广告说的"居家旅行必备良药"。当时人们习惯把万金油（难以买到正宗的"虎标万金油"，人们把"清凉油"也叫作"万金油"）当作万应药物使用，头痛医头，脚痛医脚，虽"治标不治本"，却也管用。

胡文虎（1882—1954），祖籍福建永定，生于缅甸仰光，是南洋著名华侨企业家、报业家和慈善家，被称为南洋华侨传奇人物。他从继承父亲在仰光的一家中药店开始，后来在制药方面崭露头角，以虎标万金油等成药致富，号称"万金油大王"。他没有受过高深教育，也不以知识分子自命，却独资创办了十多家中、英文报纸，一度享有"报业巨子"的称号。他发家后，自倡"以大众之财，还诸大众"的宏论，热心于兴办慈善事业和赞助文化教育事业，因而也是有名的"大慈善家"。

胡文虎父亲胡子钦是早年从故乡出洋谋生的中医，在仰光开设一间中药铺，取名永安堂。胡文虎兄弟三人，长兄文龙，早年夭折，幼弟名文豹。1892年胡文虎被送回永定，接受客家文化的传统教育。4年后，胡文虎重返仰光，随父学中医，并协助料理药铺店务。1908年，父亲病故，胡氏兄弟继承父业，同心协力，相得益彰，业务日趋发达。

1909年，为了进一步发展业务，胡文虎周游了祖国及日本、暹罗（今泰国）等地，考察中西药业，寻访了许多老医生及民间有名的土医，向他们求教，调查研究有利治疗头痛、腹痛的中草药，并购买了一些西药片、药粉和药水。第二年，他回到香港，着手扩充永安堂虎豹行，聘请中西医、药剂师多人，作了反复研究和试验，研制丹、膏、丸、散成药百种，经过精心选择，最后制成"万金油""八卦丹""头痛粉""清快水""止痛散"五种虎标良药。

1914年，胡文虎觉得在仰光的业务已经巩固，于是他将目光投向了新加坡，留胡文豹主持仰光业务，他自己则在新加坡兴建新药厂，将永安堂总行迁至新加坡，并先后在新加坡、马来西亚、香港各地广设分行。1932年，他又把总行从新加坡迁到香港，并在广州、汕头建制药厂，在厦门、福州、上海、天津、桂林、梧州、澳门等城市及菲律宾、越南、荷属东印度（今印度尼西亚）等地设立分行。从此，虎标万金油等药，成为中国和东南亚各地居家必备、老少皆知的药品，胡氏兄弟也一跃成为东南亚华侨中著名的"百万富翁"和独一无二的"万金油大王"。

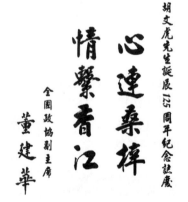

董建华为胡文虎先生诞辰125周年题词

【方剂组成】薄荷脑、玉树油、肉桂油、樟脑、丁香油、薄荷油、蜡、石脂。

【性　　状】本品为红棕色软膏；气芳香。

【功能主治】芳香通窍，祛风止痒，清凉辟秽。能有效地解除头痛、鼻塞、痕痒、筋肉疼痛、劳损扭伤、肚痛、肠胃气胀以及蚊叮虫咬所引起之不适。

【规　　格】每瓶装 19.4 克。

【用法用量】外用适量，直接涂擦患处。

【注意事项】只限外用，并远离儿童。

【小　贴　士】两岁以下儿童、怀孕及授乳的妇女，用前宜遵医嘱，切勿涂搓于眼部、黏膜及伤口。对外用药物有敏感者，需先涂抹微量于局部患处，如皮肤出现刺激现象，即刻停用就医。红色虎标万金油可能会污染衣物。

3. 黄道益活络油

黄道益是香港黄道益活络油创造者，是一个知名的中医师，1919 年生于广东台山市白沙镇朗溪型洞里，是香港著名实业家和慈善家。

他于 20 世纪 30 年代因生活所逼离乡赴港打工，后一边经营小生意，一边入香港中医学校进修，并拜一名中医师为师。经 6 年的勤奋学习和刻苦钻研，终于成为了香港知名的中医师，悬壶济世。他又在积累几十年行医经验的基础上，进一步发掘祖国的医药宝库，大量搜集民间的秘方、偏方，加以整理筛选，取其精华，经反复试验，终于在 1968 年创造了疗效显著的跌打止痛药——黄道益活络油。

关于黄道益活络油的创制还有一个小故事：为朋友配制药油，制出神奇活络油。1968 年，黄道益的一位好朋友要到美国定居。他说："道益兄，我要去美国了，现下，我有点风湿骨痛、头晕身热，你给我治好了，以后我们见面难了，你能否配制一些药油，我带去美国用呢？"于是，黄道益为朋友认真地配制药油。经过多次实践，终于创制成"黄道益活络油"。

从此，他饮誉香港，事业如日中天，拓展至国内及东南亚、美、加、澳等地。他慈善为怀，积德行善，事业有成后，以扶贫济世为己任，以热心公益、造福桑梓为乐。

黄道益慷慨捐资给故乡办公益，人们向他致谢时，黄道益谐趣地说："我应该这样做，父母为我改名为道益，就是要我事业有成后，尽力修道路办公益。"台山、开平两市均授予黄道益先生为荣誉市民。人杰地灵的台山侨乡，从此留下了一位旅港名中医师、活络油创始人黄道益的千秋佳话。

【方剂组成】薄荷脑、冬青油、樟脑、续断、莪术、杜仲、牛大力、毛冬青、防风、红花、没药、独活、威灵仙、入地金牛等。

【性　　状】本品为浅棕黄色澄清油状液体；具特殊芳香气。

【功能主治】舒筋活络，祛风散瘀。用于跌打肿痛、腰酸背痛、筋络抽缩。

【规　　格】每瓶装：25 毫升；50 毫升。

【用法用量】外用，擦于患处。123 疗痛方法：①找痛点：用拇指在患处找出最痛的痛点。②涂药：在痛点搽上 2 ～ 3 滴健络通活络油。③按压：借用体重压力，将患痛处按压于拳角上数分钟。热敷法：可用暖毛巾或暖水袋先敷患处，舒缓绷紧的软组织，再加上点到即止保健法，更能收到止痛的效果。每日使用 2 ～ 3 次，直至痊愈。

【注意事项】孕妇禁用。

4. 和兴白花油

和兴白花油的历史可追溯到 1927 年的新加坡及马来西亚的槟城，当时，和兴白花油创始人颜玉莹先生首次研制出一种可供涂擦用的药油，也就是现时家喻户晓之和兴白花油。当年颜先生在新加坡经营糖果点心、面包及食品生意，初期研制成的和兴白花油只供私人使用，由于这种药油疗效显著，极受亲戚朋友欢迎，因此，颜先生决定大量生产这种药油，并向市场销售。由于颜先生钟情于水仙花（即白花），故把这药油命名为"白花油"。而有关和兴白花油的商标，则是由颜刘昆珠女士于 1935 年在槟城及新加坡注册。

随着在槟城及新加坡的成功，颜先生遂将注意力转移到其他地方，当时他洞悉到香港为华人聚居地，市场潜力优厚，加上劳力资源充足，实为理想生产基地，故决定前来香港发展。为了能在市场上分一杯羹，颜先生采取一系列策略性的市场推广，包括利用在当时相当独特的大型户外广告，由著名的粤剧艺人协助宣传，以及积极参与 1953 年及以后多届由中华厂商联合会主办的香港工业产品展览会（工展会），以确立和兴白花油作为多用途健康药油的市场地位。

和兴白花油主要成分均为天然物质，分别采购自法国、中国及澳大利亚，而且符合《英国药典》和《中国药典》。其中，冬绿油具止痛功能，有助于减轻肌肉酸痛；薄荷脑具清凉效果及止痛功能，可治疗头痛、风湿痛及神经痛，也用以减轻支气管炎、鼻窦炎及类似之不适；桉叶油具杀菌功能，可止痛并舒缓伤风及鼻窦炎之不适；樟脑具止痛功能，亦可作驱蚊虫之用；薰衣草油具杀菌功能，亦可作驱蚊虫之用。由于各成分的特性，和兴白花油定位为十分方便的多用途健康良药，以供舒缓轻微不适用。

【方剂组成】冬绿油、薄荷脑、桉叶油、樟脑、薰衣草油。

【性　　状】本品为无色或微黄色的透明液体；有较强烈的特异香气。

【功能主治】解除因伤风、感冒所引起之鼻塞；具有消炎杀菌作用；减轻头痛；暂时舒缓肌肉疼痛；对蚊虫咬伤具止痒作用；用于舟车晕浪；令精神舒畅。

【规　　格】每瓶装：10 毫升；20 毫升。

【用法用量】把 2～3 滴和兴白花油涂于患处，然后轻轻按摩；把 2～3 滴和兴白花油涂于手帕或纸巾上，然后按在鼻上做深呼吸；如有需要，每两小时重复一次。

【注意事项】外用忌食；婴儿及孕妇忌用；如使用后出现红肿疼痛，应立即停止使用；若症状或红肿持续，应立即请教医生；切勿与眼睛接触；贮藏于 25°C 或以下。

5. 保心安油

20 世纪初期，中西成药在香港未被普及，患者往往需要根据中医师开出的药方自行到药店配取中草药，然后拿回家煎制服用，对一些轻微病症如风寒咳嗽、头晕腹痛等之患者来说，不单费用昂贵，而且过程费时繁复。郭柱南老先生有见及此，乃利用对中药的丰富认识，在家中以中草药炼制出一种能舒缓多种病症的外用药油，名为"保心安油"，取其"一油傍身，可保全家心安"之意。最初，保心安油只供亲戚朋友试用，在疗效得到进一步确认后，1907 年正式在香港注册并上市销售。

保心安油在医药落后的年代一直担当着救急扶危的角色。由于疗效广而且使用方便，加上街坊辗转推介，保心安的名字不胫而走，而有关保心安油除病救人的新闻在香港报章上屡见不鲜。

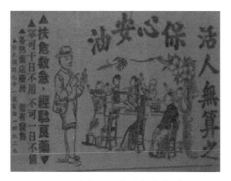

旧时保心安油的宣传单

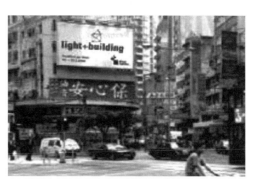

旧时保心安油的街头广告

保心安油、膏的销售在第二次世界大战前发展迅速。当时除了香港铜锣湾道 162 号设有厂房外，澳门、广州以及越南河内均有分厂，盛极一时。有人说，保心安油的历史近乎华侨的历史。这句话的由来，除了因为保心安的创始年代与大批华人出洋的年代相近外，也可看到当年保心安油在亚洲以至海外的影响力。而实际上，在数十年前保心安并未在国外投入任何宣传的情况下，华侨已充当保心安的宣传使者将其推广至全球多个国家。

【方剂组成】薄荷油、肉桂油、茶油、血竭、黄芩、甘草。

【性　　状】本品为棕红色澄清的油状液体，具薄荷香气。

【功能主治】驱风镇痛，通窍消肿，活血止痒。用于伤风鼻塞，头晕头痛，肌肉扭伤，蚊虫叮咬，舟车晕浪。

【规　　格】每瓶装 18.6 毫升。

【用法用量】只供外敷之用，不可内服，成人及 2 岁以上的儿童每日可在患处按部位大小，涂搽 1/4 毫升至 2 毫升，搽后轻轻按摩患处，一日 4 次，每隔三小时 1 次。如果孩童使用，可由成人将保心安油搽于掌心，摩擦至热，然后把掌心按在其肚子上，十数秒便可见效。因风、寒、湿等引起的肢体疼痛或四肢麻木，将保心安油 / 膏适量涂在患处，轻轻按摩数分钟，一天数次，可达到祛风除湿、通痹止痛之功效，症状得以缓解或消失。

【注意事项】适合成人及两岁以上儿童使用。

6. 狮马龙活络油

【方剂组成】松节油、桉油、樟脑、丁香油、薄荷脑、水杨酸甲酯、肉桂油、麝香草酚。

【性　　状】本品为褐色透明油状液体；气清香。

【功能主治】祛风活络，消肿止痛。用于风湿关节酸痛、手足麻木，以及跌打损伤、轻度烫伤。外用止痛。

【规　　格】每瓶装 20 毫升。

【用法用量】用此油适量涂擦患处。

【注意事项】本品为外用药，禁止内服。经期及哺乳期妇女慎用。儿童、年老体弱者应在医师指导下使用。本品不宜长期或大面积使用，用药后皮肤过敏者应停止使用，症状严重者应去医院就诊。

【小　贴　士】本品由香港英吉利制药厂有限公司自 1964 年起在香港制造和销售，自 1989 年起获准在内地销售。

第五章

其他地区中成药老字号

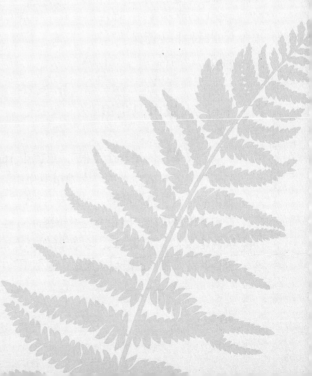

一、潮州·宏兴制药

中药制药，北京同仁堂充满官贵色彩，而广东的"宏兴制药"则更多地蕴含着民间气息，两者在大众中均影响深远。宏兴制药始创于清康熙年间，由"宏兴药行"（天和堂）、"大娘巾卫生馆""紫吉庵"（长春堂）合并沿革而来，1956年原"宏兴药行"与"紫吉庵""大娘巾"合并，统称为"潮州市公私合营宏兴制药厂"；1992年在广东省内率先实行股份制改造，募集资金近2亿元，是广东省内医药企业股份制改造最早的企业。1998年"宏兴"兼并了潮州市医药总公司、潮州市医药采购供应站，形成

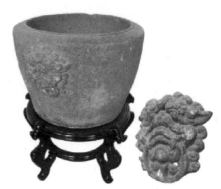

宏兴古时的制药器具

今天涵盖药品研发、生产制造和药品批发、零售连锁的药业集团。2006年12月，商务部公布的首批"中华老字号"名单中，"宏兴制药"荣列其中。三百余年时光荏苒，宏兴从初创、发展，到尘封、重光，再到改制、兼并、壮大，几经磨难，与现代中医药事业一起见证了历史的沧桑。

如今，"宏兴制药"可以说是潮州人的骄傲，宏兴现有的丸剂、片剂、口服液、散剂等10个剂型，204个生产批准文号，16个全国独家品种，特别是脍炙人口的"鹧鸪菜散""心灵丸""丹田降脂丸""参七脑康胶囊""通窍益心丸"等系列国家保密品种和中药保护品种，形成了心脑血管类成药的产品群。

（一）大娘巾卫生馆

"宏兴"的第一个"根"，是源于1662年的南粤民间声名卓著的"大娘巾卫生馆"。"大娘巾卫生馆"原名澄海"程洋岗卫生馆"，由蔡氏家族于清康熙年间在今莲下镇程洋岗村立馆，因村名又称"大梁岗"，乡音谐称"大娘巾"，雅俗共赏，故早已沿称"大娘巾卫生馆"。

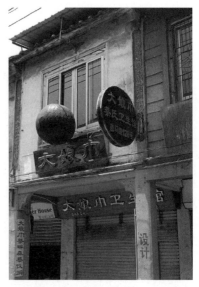

设在西马路128号的大娘巾卫生馆

相传清顺治年间，"大娘巾卫生馆"创始人的先祖蔡肇仞博学多才，医文兼优，仁义好施。在他 59 岁时，有盗寇攻破澄海县城，其中一盗为感谢他旧日恩德，保护他全家出城，并将所获医籍珍本（一说宫廷秘方）赠予。蔡肇仞经精心整理，编著妇科难症医籍 12 卷，集为家珍，传授后世，并遵验方精制宁坤丸、补血丸、落白丸、调经丸等独家系列妇科良药，疗效卓著，深受海内外赞誉，求者如潮，至今仍福泽患者。其孙蔡俊心承祖传杏林业绩，在家乡程洋岗创"大娘巾蔡氏卫生馆"，医誉极佳，立馆至今传承 300 余年。此后历代子孙继承家传悬壶济世，备受潮汕各界官绅士民所称许，大娘巾蔡氏卫生馆妇科名药也畅销各地乃至东南亚。清同治年间（1862 ~ 1874 年）蔡氏后人至潮州府城佘府街 144 号，即现在的西马路 128 号设大娘巾卫生馆，祖传妇科医药续盛。

据《汕头卫生志》有关"潮州市从清末至民国时期"篇载："蔡良璧（澄海县人）于县城祖传'大娘巾'妇科，喜用家传研制妇科药丸。"第十三代裔孙蔡良璧鉴于药丸历代相传，久负盛名，但因有不法之徒假冒"大娘巾"名号，乃在民国时期向当时的政府申请注册商标，全称是"大娘巾蔡氏卫生馆蔡良璧祖传妇科药丸"，以乌丸商标为记。新中国成立后再度向人民政府申请注册商标，续准为合法名牌。由于大娘巾卫生馆妇科药丸属经注册名牌，又是当时潮州最早的药房之一，才会纳入公私合营的"宏兴药厂"。现"大娘巾卫生馆"仍在西马路 128 号营业，由蔡氏第十四、第十五代裔孙蔡琳森、蔡仪所传承。

（二）宏兴药行

"宏兴"的第二个"根"，是 19 世纪中期南粤人肖镜湖在潮州创建的"天和堂"，后称"宏兴栈"，并于 1913 年通过集资扩股，易名"宏兴药行"，以制售中成药和药材为主。宏兴药行历来重视药品质量，从其所留的众多印章中可窥一斑。

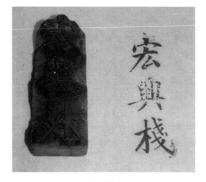

宏兴栈印

"宏兴药行"的"正北麋鹿茸粉功用说略"指明："鹿为灵兽，其雄者能生角，名为鹿茸，其角至夏至得阴气以解，故其功力利补于阴；麋较鹿为大，亦雄者始能生角，其角至冬至得阳气以解，故其功力利补于阳。此二者以东三省所产者为最，气味甘咸、温而无毒。"后面在说明疗效之前，则申明：

"本行不惜工本，亲自采办正庄足鲜鹿茸麋茸合制成粉丸。"

"宏兴栈"的"大小茸坤丸"说明书，特意提到"本栈照方加入三姓麋茸制炼成丸……"。"三姓麋茸"意指宏兴集三家之优长于一体，可见该栈在购料制药上的一丝不苟，精益求精。

另一款"龟鹿滋肾丸"说明书中，开头先点明"此丸专治老少元阳不足、真阴久亏、气血两虚、精神短少……"结尾部分则郑重申明："本栈存心济世，拣选上品药物料，配同金钱龟板胶、壮嫩北鹿茸，虔制为丸，是以屡服必效。叨承远近信传，铺住在潮州潮安城大街铺巷口……诸尊光顾，请认招牌为记。"

"宏兴药行"的"正北麋鹿茸粉功用说略"印章申明"特选上料精制""督办各港道地上品药料、遵古法制"等语，均体现了当年宏兴"诚信立业"的经营理念。

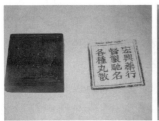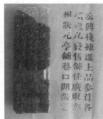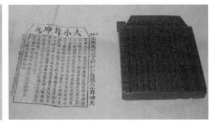

宏兴保存的各式印章

（三）紫吉庵

"宏兴"的第三个"根"，是 1942 年由陈振绪创办的"紫吉庵药店"，产售以"吉星"牌儿科药品为主的中成药。紫吉庵的前身为长春堂药店。店址在潮州市西门，由陈照南、陈舜臣父子开设。1924 年，陈照南去世后，由其子陈舜臣继承。这时，陈舜臣的儿子陈振绪刚满 15 岁，出于生计，即停学随父亲一直在本店当学徒。

1939 年，日本南侵，潮州沦陷，长春堂药店被毁。由于家店一体，残垣破壁及生计无着的凄凉境况，经不起此致命重击的陈舜臣夫妻及儿媳（陈振绪之妻）相继病逝。为了生计，陈振绪决心艰苦奋斗，继承祖业。他凭着 16 年随父亲所学之制药工艺，加上经济上的东移西借和岳母林通贤的资助，于 1942 年在自己

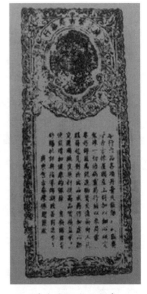

紫吉庵仅存的印章

家中——潮州市开元街尾铁井巷内十二号开设了紫吉庵药行，经营药材及药品，后因战乱，外地药材及药品无法运进，便改为制售"吉星"牌儿科药品，如回春丹、七厘散、保婴丹、惊风散等。为了生意的发展，陈振绪广泛参考其他店家及厂家制作中成药的先进经验，仿效制剂，在药品原料选材上严格筛选，在制作工艺上精益求精，受到了各地药商的欢迎。由于陈振绪的苦心经营，紫吉庵药行日渐得到发展。1955 年，该行从家中迁出，搬至西马路头利源街营业，直至 1956 年并入宏兴，与宏兴一起继续见证历史的沧桑。

紫吉庵为宏兴留下了一系列儿科名药。"紫吉庵药行"仅存的一枚铜制印章刻着：

本行出品各项丹膏丸散，系以我国医学古方，采选国产上材加以细心研究制炼。一切治病灵药行销以来，荷蒙各界好评。兹为促进物资交流，面向人民服务起见，对于出品成药仍加虚心研究，选用纯良原料提高品质，精益求精，使能增加健康的保障，惠顾诸君希时赐批评与指导，俾期改善与进步。

广东紫吉庵陈振绪谨启。

（四）宏兴鹧鸪菜，演绎百年经典

在老辈人的记忆中，宏兴鹧鸪菜散不仅是"宏兴制药"的代名词，也是"潮州"的名片。宏兴鹧鸪菜散是经典的儿科药品。一提起"宏兴制药"，很多长辈都会将它与 20 世纪 30 年代遍布南粤、上海滩以及东南亚的宏兴"鹧鸪菜散"广告联系在一起。中华人民共和国成立前，在《上海人家》的电影中，宏兴鹧鸪菜散还成为其中的一个重要情景。20 世纪 80 年代，为使鹧鸪菜散这一产品让更多的消费者认知，宏兴创新性地向社会征集广告语。经业内专家组推敲，确定"宏兴鹧鸪菜，驱虫消积快，宝宝最喜爱"为其广告语。这句话无论用普通话、广东话、客家话还是潮州话来朗读都押韵，与该产品相得益彰。这种以产品为主体的广告在当时尚不发达的商品社会中出现，充分体现出具有 300 多年历史的中华老字号宏兴的经营理念和超前的宣传意识。

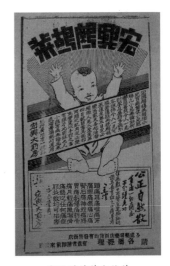

宏兴鹧鸪菜宣传单

宏兴鹧鸪菜散之所以知名，关键还是疗效。近百年来，该品为小儿驱虫消积屡建奇功。而近代以来，鹧鸪菜散配方和工艺更是得到宏兴制药厂科研人员的改进和攻关。一方面采集纯正道地的福建某海域的纯正鹧鸪菜为原料，另一方面，通过创新提取鹧鸪菜的有效成分——"海人草酸"的方法，攻克国内浸膏处理方法遇热即分解的难题，使该品成为我国传统医药中治疗小儿蛔虫病的理想药品，深受医务人员和儿童家长欢迎。

（五）宏兴保和丸，消食保脾胃

"保和神曲与山楂，苓夏陈翘菔子加，曲糊为丸麦汤下，亦可方中用麦芽……"这首朗朗上口的汤头歌诀，连昔日孩童也能似懂非懂地吟出几句。如歌诀所述，该方以山楂、神曲、半夏、茯苓、陈皮、连翘、莱菔子、麦芽等消导药物组成，以酸、甘、苦味为主，药性平和，故得名"保和"。保和丸，初创时系炊饼为丸，后人多改为蜜丸。宏兴制药厂，自公私合营以来，秉承了最大股东"大娘巾卫生馆"的传统蜜丸制作经验和优势，打造出自己的品牌特色，其中保和丸即是成功的一例。

20世纪60～70年代，物质匮乏，一般孩童难得一糖一饼作零食。由于普遍实行公费医疗，大人们花上8分钱即可找个医生开上一盒9角钱的保和丸，既可作全家的消食导滞药，又可暂作小孩零食，何乐而不为呢？因而孩童们也就极易得到一盒保和丸了。那时候，人们吃地瓜、面食多（粮食供应搭配30%的面粉），狼吞虎咽者多，故伤食成了孩子的一大常见病。临上学了，来不及吃药，随手带上一粒保和丸，边走边吃，倒也方便。久而久之，孩子们对保和丸情有独钟，有上学时多带几粒保和丸与同学共享的，有掰上一小团保和丸即能止住啼哭的，有不愿上学、家长给了保和丸即背上书包去读书的……

（六）宏兴名优中成药

1. 复方鹧鸪菜散

【方剂组成】鹧鸪菜、盐酸左旋咪唑。

【性　　状】本品为浅灰绿色的粉末；气微腥，味苦、微咸。

【功能主治】驱虫消积。用于小儿蛔虫病。

【规　　格】每袋装0.3克。

【用法用量】口服，早晨空腹时用温开水或糖水调服。儿童1岁一次0.3克，2至3岁一次0.45克，4至6岁一次0.6克，7至9岁一次0.9克，10至14岁一次1.2克，14岁以上一次1.5克，一日1次，连服3日。

【注意事项】孕妇不宜服用。

【小　贴　士】鹧鸪菜又名蛔虫菜、乌菜、石疤，为红叶藻科植物美舌藻的藻体，繁生于温暖地区河口附近的中、高潮带的岩石上、防波堤以及红树皮的阴面。我国广东、福建、浙江沿海均有分布。《本草纲目拾遗》中记载："疗小儿腹中虫积，食之即下"。盐酸左旋咪唑为广谱驱虫药。两药均能痉挛性麻痹蛔虫，合用后对驱蛔虫有协同作用，能达到提高疗效的同时，相对减少单味药用量，减小副作用，更安全，更适合小儿使用。

2. 心灵丸

【方剂组成】人工麝香、牛黄、熊胆、蟾酥、珍珠、冰片、三七、人参、水牛角干浸膏。

【性　　状】本品为黑色的小丸，除去包衣后显棕色；气香，味苦、甘，有麻舌感。

【功能主治】活血化瘀，益气通脉，宁心安神。用于胸痹心痛、心悸气短、头痛眩晕等症，以及心绞痛、心律失常及伴有高血压病者。

【规　　格】每 10 丸重 0.2 克。

【用法用量】舌下含服或咀嚼后咽服，一次 2 丸，一日 1～3 次。也可在临睡前或发病时服用。

【注意事项】心脏传导阻滞者应遵医嘱服用。孕妇忌用。素体虚寒者不宜用。

3. 保和丸

【方剂组成】焦山楂、六神曲（炒）、半夏（制）、茯苓、陈皮、连翘、炒莱菔子、炒麦芽。

【性　　状】本品为灰棕色至褐色的水丸，气微香，味微酸、涩；或为棕色至褐色的大蜜丸，气微香，味微酸、涩、甜。

【功能主治】消食导滞，和胃。用于食积停滞，脘腹胀满，嗳腐吞酸，不欲饮食。

【规　　格】大蜜丸每丸重 9 克。

【用法用量】口服。水丸一次 6～9 克，大蜜丸一次 1～2 丸，一日 2 次；小儿酌减。

【注意事项】不适用于因肝病或心肾功能不全所致不欲饮食脘腹胀满者。身体虚弱者或老年人不宜长期服用。

【小　贴　士】本品方出《丹溪心法》，其中提到"保和丸，治一切食积。"其后，许多医学著作中均有提到本方，明代龚廷贤的《寿世保元》提到"饮食自倍肠胃乃伤宜保和丸"；清代张秉成《成方便读》提到："此为食积痰滞，内瘀脾胃，正气未虚者而设也"。命名缘由有二：一是保和丸虽由消导药为主组成，但作用平和；二是保和丸能消积和胃，胃腑以通为和。保和丸组方严谨、配伍全面，使得历代医家将之作为治疗食积之基本方，临证进行加减。

4. 舒筋活络丸

【方剂组成】五加皮、威灵仙、豨莶草、羌活、川芎、胆南星、地枫皮、独活、桂枝、木瓜、当归、牛膝。

【性　　状】本品为黑褐色的大蜜丸；气微香，味辛，微苦。

【功能主治】祛风祛湿，舒筋活络。用于一般骨节风痛、腰膝酸痛。

【规　　格】每丸重6克。

【用法用量】口服。一次1～2丸，一日1～2次，用温开水或姜汤送服。

【注意事项】孕妇忌用。高血压、心脏病、肝病、糖尿病、肾病等慢性病严重者应咨询医师后服用。

【小　贴　士】本品于2009年3月入选广东省岭南中药文化遗产。

5. 调经白带丸

【方剂组成】党参、鱼鳔（制）、艾叶（制）、龙骨、牡丹皮、玉竹、仙茅、白芍、淫羊藿、女贞子、芡实、补骨脂、泽泻、首乌（制）、锁阳（制）、桑寄生（制）、木瓜、石斛、菟丝子（制）、阿胶、牛膝、龟板（制）、牡蛎（煅）、当归、金樱子、茯苓、山药、续断、磁石（煅）、木香、陈皮、覆盆子、五味子、北沙参。

【性　　状】本品为深褐色的水蜜丸；味甜、微辛。

【功能主治】调经补血，滋肾养阴。用于月经不调、白带多、腰膝酸痛等。

【规　　格】每瓶装10克。

【用法用量】口服。一次9～15克，一日2次。

【小　贴　士】本品于2009年3月入选广东省岭南中药文化遗产。

6. 产后补丸

【方剂组成】党参、山药、黄芩、木香、白术（制）、延胡索（制）、香附（制）、琥珀、紫苏、化橘红、当归、茯苓、益母草（制）、地黄、砂仁、川芎（制）、乌药（制）、熟地黄、血竭、木瓜、牛膝、沉香、甘草、赤芍、阿胶。

【性　　状】本品为深褐色的水蜜丸；气微，味微苦。

【功能主治】补益气血，活血祛瘀，散寒止痛。用于产后瘀痛、腰腹疼痛、头痛身酸。

【规　　格】每瓶装80克。

【用法用量】口服。一次15克，一日1～2次。

【小 贴 士】本品于 2009 年 3 月入选广东省岭南中药文化遗产。

二、中山·广东沙溪制药有限公司

中华老字号广东沙溪制药有限公司的前身为"沙溪凉茶厂",其创始人黄汇父子经营的药铺"黄潮善堂",距今约一百年历史。该厂生产的传统名药"沙溪凉茶"(原称"伤寒圣药""伤寒药""沙溪伤寒茶"),是治疗四时感冒、发热伤寒等病症的居家良药。但凡老广东和老华侨鲜有不知沙溪凉茶的。

黄汇(1861—1934),沙溪凉茶的创始人,沙溪塔园村人。出身贫穷,十五六岁起便自食其力。青年时期喜爱收集民间的中草药,利用外出四乡干活之便,自采几味草药为穷苦人家治病。清光绪十年(1884 年)间,黄汇总结和整理出一条专医四时感冒、劳倦伤寒的验方,于是做起医生,自行采药并加工,用纸袋包装成凉茶,包装上写了"沙溪伤寒圣药,黄汇制造"的字样,时人称之为黄汇凉茶,后来人们称其为沙溪凉茶。

黄汇开的小药铺在新中国成立后辗转成了沙溪凉茶加工厂,当时是沙溪供销社的下属单位,但仍然只是简易工厂和手工作坊为主,产量低,远远满足不了人民的需求,据说还出现过中山市民要领导批条子才能买到沙溪凉茶的局面。1978 年经省相关部门批准,该凉茶加工厂成为中山县沙溪凉茶厂,至此,经历了大半个世纪的手工作坊后,沙溪凉茶终于走向了现代生产之路。

1. 沙溪凉茶颗粒

【方剂组成】野颠茄、岗梅、金纽扣、臭屎茉莉、蒲桃。

【性　　状】本品为棕色的颗粒;味苦涩、微甜。

【功能主治】清热,除湿,导滞。用于四时感冒,身倦骨痛,寒热交作,胸膈饱滞,痰凝气喘。

【规　　格】每袋装 7 克。

【用法用量】开水冲服。一次 7 克,一日 1 ~ 2 次。

【注意事项】忌烟、酒及辛辣、生冷、油腻食物。不宜在服药期间同时服用滋补性中成药。风寒感冒者不适用,其表现为恶寒重、发热轻、无汗、头痛、鼻塞、流清涕、喉痒咳嗽。高血压、心脏病、肝病、糖尿病、肾病等慢性病严重者应在医师指导下服用。

【小 贴 士】本品药性平和,不寒不燥,四季皆宜,不但可以用于治病,亦可作为清凉饮料饮之。

2. 金鸡片

【方剂组成】金樱根、鸡血藤、千斤拔、功劳木、两面针、穿心莲。

【性　　状】本品为糖衣片，除去糖衣后显棕褐色；味苦。

【功能主治】清热解毒，健脾除湿，通络活血。用于湿热下注引起的附件炎、子宫内膜炎、盆腔炎等症。

【规　　格】每瓶装 100 片。

【用法用量】口服。一次 6 片，一日 3 次。

【注意事项】忌食辛辣、生冷、油腻食物。患有糖尿病或其他疾病者，应在医师指导下服用。孕妇及哺乳期妇女禁用。

3. 缩泉丸

【方剂组成】山药、益智仁（盐炒）、乌药。

【性　　状】本品为淡棕色的水丸；味微咸。

【功能主治】补肾缩尿。用于肾虚所致的小便频数、夜间遗尿。

【规　　格】每瓶装 90 克。

【用法用量】口服。一次 3 ~ 6 克（按量杯刻度使用），一日 3 次。

【注意事项】感冒发热患者不宜服用。本品宜饭前服用。有高血压、心脏病、肝病、糖尿病、肾病等慢性病严重者应在医师指导下服用。

三、梅州·嘉应制药

中华人民共和国成立前，梅州城行医卖药的店有几十家，分布在上市、下市，经营中、西药，加工生产中成药。仅"珠条街"就有安济堂、竟存堂、谢存堂、孙光韶等数家，还有致安堂、济生堂、万福堂、钦圣堂、灵芝堂、泰春堂、超然厂、启华炎记、吴端记等，他们都有制药作坊，加工经营丸散膏丹。如泰春堂的追风膏，钦圣堂的刘聋跌打丸，启华炎记的固本丸、白凤丸，吴端记的紫金锭、白玉锭，端生堂的捷马胃痛散、疒呕肚痛散，超然厂的超然痢疾散，安济堂的郑世隆喉风散等。

1955 年 12 月，梅城镇私营药材店实行公私合营，并入国营梅县药材公司。原有加工生产中成药的私营厂家、商号有：郑世隆鹏记、郑世隆元记、竟存堂、万福堂、钦圣堂、吴端记、灵芝堂、昔彬号等，合并成梅城制药生产合作社，主要产品有鹏标喉风散、刘聋跌打丸、紫金锭、白玉锭、惊风散等。1958 年郑世隆景记、谢存记、启华炎记、泰春堂、象标刘聋跌打丸，捷马胃痛散等商号也加入了合作社，产品增加了大蜜丸、小蜜丸共 20 多种。1979 年改称梅州制药厂。2003 年上半年，来自揭阳的几位民营企业家投资 4000 万元，改制重组成立了"梅州市嘉应制药有限公司"。

2005 年，公司整体变更为"广东嘉应制药股份有限公司"，实现了规范管理，规范经营。公司主要从事中成药的研发、生产和销售，以治疗喉科、感冒类中成药为主导产品，其中双料喉风散和重感灵片为国家中药保护品种。

1. 双料喉风散

【方剂组成】珍珠、人工牛黄、冰片、黄连、山豆根、青黛、人中白（煅）、寒水石、甘草。

【性　　状】本品为青灰色粉末；有冰片的香气，味微甘、苦。

【功能主治】清热解毒，消肿利咽。用于肺胃热毒炽盛所致咽喉肿痛、齿龈肿痛。

【规　　格】每瓶装 1 克；2.2 克。

【用法用量】口腔咽喉诸症：喷于患处，一日 3 次。

【注意事项】忌烟、酒及辛辣、生冷、油腻食物。不宜在服药期间同时服用滋补性中成药。孕妇禁用。

【小 贴 士】喉风散有 200 多年历史，据传最初由梅县人郑兰甫在湖南得一民间验方，带回梅县经过反复实验，得出一种治喉风科的秘方，传至六代郑世隆，又根据祖传秘方，悉心研究，调整配方，疗效更佳。"郑世隆喉风散"因此驰名各地，不少华侨走金山过南洋都要随身带上郑世隆喉风散，作为居家良药和赠送亲朋好友的珍贵礼品。后来，"郑世隆喉风散"由郑世隆后裔郑露秋、郑景生等兄弟经营，店名为"安济堂"，从此郑世隆喉风散分化为郑世隆鹏记喉风散、郑世隆景记喉风散、郑世隆元记喉风散。

2. 重感灵片

【方剂组成】毛冬青、葛根、马鞭草、板蓝根、石膏、青蒿、羌活、安乃近、马来酸氯苯那敏。

【性　　状】本品为糖衣片，除去糖衣后显棕褐色；味苦。

【功能主治】解表清热，疏风止痛。用于表邪未解、郁里化热引起的重症感冒，症见恶寒、高热、头痛、四肢酸痛、咽痛、鼻塞、咳嗽等。

【规　　格】每片含安乃近 31.25 毫克、马来酸氯苯那敏 0.375 毫克。

【用法用量】口服。一次 6 ~ 8 片，一日 3 ~ 4 次。

【注意事项】用药期间不宜驾驶车辆、管理机器及高空作业等。

第六章 岭南中成药新秀

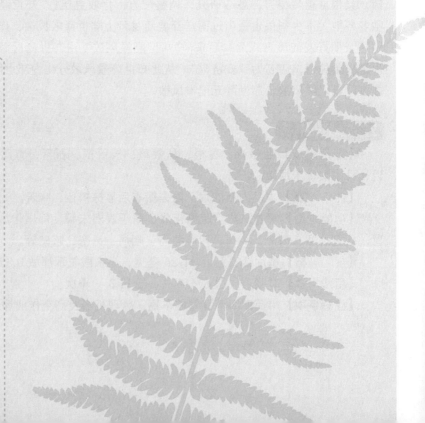

一、广州·白云山制药总厂

广州白云山制药总厂创立于1973年，是广东省首批上市的广州白云山制药股份有限公司的核心企业，隶属于广州白云山医药集团股份有限公司。公司主要生产抗生素系列产品和特色中成药系列品种。其中主导中成药品种包括感冒清、活心丸、保儿安颗粒等。

1. 感冒清胶囊

【方剂组成】南板蓝根、大青叶、金盏银盘、岗梅、山芝麻、对乙酰氨基酚、穿心莲叶、盐酸吗啉胍、马来酸氯苯那敏。

【性　　状】本品为胶囊剂，内容物为灰绿色至灰褐色的粉末；味苦。

【功能主治】疏风解表，清热解毒。用于风热感冒，发热，头痛，鼻塞流涕，喷嚏，咽喉肿痛，全身酸痛等症。

【规　　格】每粒装0.5克（含对乙酰氨基酚24毫克）。

【用法用量】口服。一次1～2粒，一日3次。

【注意事项】对本品所含对乙酰氨基酚、盐酸吗啉胍、马来酸氯苯那敏等成分过敏者禁用。本品含马来酸氯苯那敏，新生儿和早产儿、癫痫患者、接受单胺氧化酶抑制剂治疗者禁用。本品清热解毒，风寒外感者慎用。孕妇慎用。服药期间忌食辛辣、油腻食品。用药期间不宜驾驶车辆、管理机器及高空作业等。

2. 保儿安颗粒

【方剂组成】山楂、稻芽、使君子、布渣叶、莱菔子、槟榔、葫芦茶、孩儿草、莲子心。

【性　　状】本品为棕色的颗粒；味甜、微涩。

【功能主治】健脾消滞，利湿止泻，清热除烦，驱虫治积。用于食滞及虫积所致的厌食消瘦、胸腹胀闷、泄泻腹痛、夜睡不宁、磨牙咬指。

【规　　格】每袋装10克。

【用法用量】开水冲服。一岁小儿一次2.5克，二至三周岁一次5克，四岁以上一次10克，一日2次。

【注意事项】糖尿病患儿禁服。

3. 活心丸

【方剂组成】人参、灵芝、人工麝香、体外培育牛黄、熊胆、珍珠、附子、红花、蟾酥、冰片。

【性　　状】本品为黑色至金黄色的包衣水丸，除去包衣后显黑褐色；气香，味辛、麻。

【功能主治】益气活血，温经通脉。主治胸痹、心痛，用于冠心病、心绞痛。

【规　　格】每素丸重 20 毫克。

【用法用量】口服。一次 1 ～ 2 粒，一日 1 ～ 3 次，或遵医嘱。

【注意事项】本品可引起子宫平滑肌收缩，经期妇女及孕妇慎用。

二、广州·白云山和记黄埔中药有限公司

广州白云山和记黄埔中药有限公司是由广药集团白云山制药股份有限公司与华人首富李嘉诚先生旗下和记黄埔集团在原广州白云山中药厂基础上共同出资成立的中外合资公司。公司主打产品白云山牌复方丹参片、板蓝根颗粒、消炎利胆片、口炎清颗粒、六味地黄丸、乌鸡白凤丸、穿心莲片、脑心清片和复方感冒灵片等。

为弘扬中医药文化，公司内建有一个集中医药种植、文化、观赏、休闲、养生于

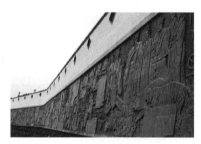
公司内的"神农草堂"浮雕

一体的"神农草堂"中医药博物馆，被誉为"建设中医药强省、文化大省重要成果，其社会影响十分深远"。

园区小而精致、错落有致、内容丰富而重点突出、幽静、潺潺流水、枝繁叶茂、鸟语花香、令人神往，石坝上，一幅 99 米长的浮雕气势恢宏，从远古时代的针灸始祖到温病学派大师吴鞠通，再到当代名医钟南山、邓铁涛等，都栩栩如生地呈现在参观者面前，河图洛书、神农尝百草、岭南凉茶等一个个中医药典故也都尽收眼底。

园中通过百余种不同种（养）植方式的天然原生植物、雕塑、仿制制药工具、碑文、图片、标本或仿制品、文字、故事、典故、名家书画等，充分展示了祖国中医药源远流长、博大精深的悠久文化历史。

1. 板蓝根颗粒

【方剂组成】板蓝根。

【性　　状】本品为棕色或棕褐色颗粒；味甜、微苦。

【功能主治】清热解毒，凉血利咽。用于肺胃热盛所致的咽喉肿痛、口咽干燥；急性扁桃体炎见上述证候者。

【规　　格】每袋装 10 克。

【用法用量】开水冲服。一次半至 1 袋（5 ~ 10 克），一日 3 ~ 4 次。

【注意事项】忌烟酒、辛辣、鱼腥食物。不宜在服药期间同时服用滋补性中药。

2. 复方丹参片

【方剂组成】丹参、三七、冰片。

【性　　状】本品为薄膜衣片，除去包衣后显棕色至棕褐色；气芳香，味微苦。

【功能主治】活血化瘀，理气止痛。用于气滞血瘀所致的胸痹，症见胸闷、心前区刺痛；冠心病心绞痛见上述证候者。

【规　　格】每瓶装：50 片；60 片；200 片。

【用法用量】口服。一次 3 片，一日 3 次。

【注意事项】孕妇慎用。

3. 口炎清颗粒

【方剂组成】天冬、麦冬、玄参、山银花、甘草。

【性　　状】本品为棕黄色至棕褐色的颗粒；味甜、微苦。

【功能主治】滋阴清热，解毒消肿。用于阴虚火旺所致的口腔炎症。

【规　　格】每袋装 10 克。

【用法用量】口服。一次 2 袋（20 克），一日 1 ~ 2 次。

【小 贴 士】本品处方来自原广东省口腔医院院长黄铭楷教授的临床验方。

4. 消炎利胆片

【方剂组成】穿心莲、溪黄草、苦木。

【性　　状】本品为糖衣片或薄膜衣片，除去包衣后显灰绿色至褐绿色；味苦。

【功能主治】清热，祛湿，利胆。用于肝胆湿热引起的口苦、肋痛；急性胆囊炎、胆管炎见上述证候者。

【规　　格】每瓶装 80 片。

【用法用量】口服。一次 6 片，一日 3 次。

【注意事项】本品药性苦寒，脾胃虚寒者（表现为畏寒喜暖、口淡不渴或喜热饮等）慎用。本品所含苦木有一定毒性，不宜过量、久服。慢性肝炎、肝硬化以及肝癌患者慎用，不可久服，以免加重肝脏病变。服药期间忌烟酒及油腻厚味食物。

5. 穿心莲片

【方剂组成】穿心莲。

【性　　状】本品为糖衣片或薄膜衣片，除去包衣后显灰褐色至棕褐色；味苦。

【功能主治】清热解毒，凉血消肿。用于邪毒内盛，感冒发热，咽喉肿痛，口舌生疮，顿咳劳嗽，泄泻痢疾，热淋涩痛，痈肿疮疡，毒蛇咬伤。

【规　　格】每瓶装 80 片。

【用法用量】口服。一次 2 ~ 3 片，一日 3 ~ 4 次。

【注意事项】忌烟酒、辛辣、鱼腥食物。不宜在服药期间同时服用滋补性中药。

三、广州·星群（药业）股份有限公司

提起星群，很多人可能不是很熟，但提起夏桑菊，相信几乎每个到过广州的人都听说过。1950 年 3 月，广州星群中药提炼厂在广州市十八甫路八十九号落地而生，几十年风雨飘摇，星群中药提炼厂通过不断发展，并三次移迁合并，形成了今天的广州白云山星群（药业）股份有限公司（以下简称"星群"）。

除了有家喻户晓的星群夏桑菊和二天油外，星群的主打品种还有小儿氨酚黄那敏颗粒、安神补脑液和月见草油软胶囊等品种。

（一）中外交流，夏桑菊应运而生

说起星群夏桑菊，那可谓是家喻户晓，可当说起夏桑菊的由来，估计听说过的人比较稀少。民间流传着这样的故事，时间追溯到 1980 年改革开放初期，广州这个大窗口吸引了许多外资商人，一时间广州外资企业搞得红红火火。有几个外国商人通过观察发现，广州这个地方大街小巷林立着许多凉茶铺，大部分广州人都喜欢到凉茶铺喝上一碗凉茶，于是他们就想在中国订购凉茶颗粒，运回家乡销卖，从中赚取金钱，于是他们在广州参观了当时的星群药业有限公司，并看中了当时星群药业生产的一个以桑叶、菊花为原料的颗粒，并想起名为中国古方"桑菊饮"，当时中方技术人员指出，桑菊饮是中国传统古方，除了桑叶和菊花外，还有其他几味中药，所以命名为桑菊饮是极不妥当的，双方经过讨论，后来有中药师提出除桑叶菊花外，再加入一味岭南草药夏枯草，并以三味草药的第一个字为名，取名为夏桑菊，双方通过协商，最后通过了夏桑菊的议案，于是夏桑菊就应运而生了。

（二） 百年二天油，百年事飘香

佛山三水区范湖镇红岗有一年轻人，名为韦少伯，虽年幼时期家境贫寒，但其刻苦好学，掌握了不少知识，长大以后他漂洋过海移居越南，在那遇到了一位法国药师便跟其学艺。少伯虚心好学，天资聪慧，很快就学会了法国药师的制药本领。他看到当地百姓很多有中暑、头晕头痛、腹痛的，于是生了怜悯之心，历经辛苦，发明了一种药油，而且能迅速见效，在当地小有名气。有一次他意外地中了大奖，便用这笔钱开设了药坊。少年时期少伯饱读诗书，他回忆到《幼学琼林》，其中有提到"感救死之恩曰再造；颂再生之德曰二天"，于是他取"二天"二字，将药坊定名为"二天堂"，意在希望二天油能化解百姓的疾病，减轻百姓痛苦。后来少伯回到祖国设立二天堂药厂，直到星群药业购买了"二天油"的生产权，独门传承了其"黑油工艺"，使二天油在吸收、药效等方面独树一帜，成为星群药业的又一知名产品。2009年二天油秘方（含黑油制备工艺）被认定为"广东省岭南中药文化遗产"。

（三） 药油世家，传承久远

药油在东南亚地区和我国南方、港澳一带尤其盛行，有祛风止痛、舒筋活络、通鼻消炎等功效，主要用于蚊叮虫咬、头晕腹痛、舟车晕浪等病痛，具有携带方便、经济实惠、疗效显著的特点。星群药业创建之初，通过改组合并了二天堂、同仁、广恒芳、广兰芳等知名制油药厂，集众家所长，星群传承了不少配制药油的"独门秘诀"和"经典配方"，再加上星群人敢于开拓创新的精神，除了二天油，又先后研发出救心油、红花油、瑞草油多个新产品，故此在制药同行中，星群一直有"药油世家"的美誉。

通窍救心油是星群研制的独家产品，有芳香开窍、理气止痛之效，既可外用，又可内服。用于胸痹心痛、痰厥昏迷、脘腹猝痛、时气瘴疬，尤其对缓解心绞痛效果显著。

红花油原产于新加坡，主要原料锡兰桂叶油产于斯里兰卡（古称锡兰）。为了开拓这个品种，星群按桂叶油的主要成分配制攻克，收到很好效果，药效相同，填补国内空白。它主要用于风湿骨痛、跌打扭伤、外感头痛、皮肤瘙痒。

瑞草油在 20 世纪 60 年代初研发，有祛风辟秽、止痛止痒功效，用于感冒头痛及其他痛症，舟车颠簸所致的眩晕。

（四）国内首创软胶囊

1970 年 6 月，周恩来总理在会见外宾时，看见他们服用一种日本生产的软胶囊制剂——BEMOL，用于治疗心血管病。周总理虽然日理万机但时刻心系人民群众，"中国人口多，患心血管疾病的也不少，我们也应该有自己的BEMOL。"在京津沪等厂家无法接受任务的情况下，当时在京参加会议的星群公司生产组组长郑尧新，征得主管部门同意后，毅然临危受命。

于是，星群公司迅速组织最强的科研力量开始研制。首先对 BEMOL 拆分，弄清楚胶皮和内容物成分；先后攻破了原料采购、胶皮配方、压制成型等难关，1970 年 12 月终于试制成功中国第一粒软胶囊药物——"脉通"（现名：复方亚油酸乙酯胶丸）。然后把样品送至北京，通过技术鉴定，功效与日本 BEMOL 基本一致。1971 年，星群首创心血管药物"脉通"成功上市，奠定了星群在我国软胶囊生产的领先地位。

（五）星群名优中成药

1.夏桑菊颗粒

【方剂组成】夏枯草、野菊花、桑叶。

【性　　状】本品为黄棕色至棕褐色的颗粒；味甜。

【功能主治】清肝明目，疏风散热，除湿痹，解疮毒。用于风热感冒，目赤头痛，头晕耳鸣，咽喉肿痛，疔疮肿毒等症；并可作清凉饮料。

【规　　格】每袋装 10 克，以镀铝复合膜包装。

【用法用量】口服。一次 10 ~ 20 克，一日 3 次。

【注意事项】不宜在服药期间同时服用滋补性中成药。风寒感冒，其表现为恶寒重、发热轻、无汗、头痛、鼻塞、流清涕、喉痒咳嗽者不适用。高血压、心脏病、肝病、糖尿病、肾病等慢性病严重者应在医师指导下服用。

2. 安神补脑液

【方剂组成】鹿茸、制何首乌、淫羊藿、干姜、甘草、大枣、维生素 B_1。

【性　　状】本品为黄色或棕黄色的液体；气芳香，味甜、辛。

【功能主治】生精补髓，益气养血，健脑安神。用于肾精不足，气血两亏所致的头晕、乏力、失眠、健忘；神经衰弱见上述证候者。

【规　　格】每支装 10 毫升，以玻璃瓶包装。每盒装 10 支。

【用法用量】口服。一次 1 瓶，一日 2 次。

【注意事项】外感发热患者忌服。本品宜餐后服。

3. 月见草油胶丸

【方剂组成】γ- 亚麻酸（GLA）

【性　　状】本品为胶丸，内容物为淡黄色至橙黄色的油状液体。

【功能主治】用于防治动脉硬化、降低血脂等。

【规　　格】每丸 0.3 克。

【用法用量】口服。一次 1.5 ~ 2.0 克（5 ~ 6 粒），一日 2 次，或遵医嘱。

【注意事项】个别患者口服药初期见有恶心、便稀等不良反应，继续用药可好转。

【小　贴　士】月见草油是从月见草的种子提炼出来的油脂。它含有罕见的多元不饱和脂肪酸——γ- 亚麻酸，是人体必需但又不能自制的脂肪酸，在减少甘油三酯、胆固醇、β- 脂蛋白方面有显著的效果；对血栓症方面，γ- 亚麻酸也具有减轻的效果；还具有明显的抗脂质过氧化作用，对保护人体的健康、延缓人体衰老，都有很大意义。因此，若能及时地补充 γ- 亚麻酸，就可促使身体机能的代谢正常，从而减少疾病的产生。

4. 痔炎消颗粒

【方剂组成】火麻仁、紫珠叶、金银花、地榆、槐花、白茅根、白芍、茵陈、枳壳、三七。

【性　　状】本品为棕色或棕褐色的颗粒；味苦、甜，微涩。

【功能主治】清热解毒，润肠通便，止血，止痛，消肿。用于血热毒盛所致的痔疮肿痛、肛裂疼痛及痔疮手术后大便困难、便血等及老年人便秘。

【规　　格】每袋装 10 克。

【用法用量】口服。一次 10 ~ 20 克，一日 3 次。

【注意事项】孕妇慎用；忌食辛辣食物。

【小　贴　士】痔炎消颗粒原为广东省中医院协定处方"槐榆煎"，用于治疗痔疮发炎、肿痛、出血、便秘等症已有 20 多年历史，经治几万例，在临床中取得较好的疗效。广州白云山星群（药业）股份有限公司在原方基础上经改良验证，制成颗粒剂。

5. 二天油

【方剂组成】薄荷脑、薄荷素油、冰片。

【性　　状】本品为棕红色的澄清液体；有薄荷香气。

【功能主治】祛风兴奋药。用于伤风感冒、舟车晕眩。中暑。

【规　　格】每瓶装：3 毫升；9 毫升。

【用法用量】外用，涂擦额角、眉心或患处。

【注意事项】本品供外用涂擦。涂布部位如有明显的烧灼感或瘙痒、局部红肿等情况，应停止用药，洗净。孕妇慎用。皮肤破损处忌用。

6. 通窍救心油

【方剂组成】人工麝香、檀香、木香、沉香、乳香、苏合香、冰片、薄荷脑、樟脑。

【性　　状】本品为淡黄色至黄棕色的黏稠液体；气特异、芳香，味辛、苦。

【功能主治】芳香开窍，理气止痛。用于胸痹心痛，痰厥昏迷，脘腹猝痛，时气瘴疠。

【规　　格】每瓶装 3 克。

【用法用量】外用，涂搽鼻前区人中穴位，并深呼吸。必要时可口服，每次 3 ~ 5 滴，用温开水送服。

【注意事项】本品芳香燥烈，仅用于心绞痛发作之时，如病情缓解即可停用。孕妇忌用。

7. 瑞草油

【方剂组成】樟脑、桉油、薄荷脑、水杨酸甲酯、水杨酸乙酯、薰衣草油。

【性　　状】本品为无色或微黄色的澄清液体；气芳香。

【功能主治】祛风辟秽，止痛止痒。用于感冒头痛及其他痛症，舟车颠簸所致的眩晕。

【规　　格】每瓶装 5 克。

【用法用量】外用，涂擦额角、眉心或患处。

【注意事项】本品为中西药合剂的外用药，不可内服。过敏体质者慎用。

四、广州·香雪制药股份有限公司

广州市香雪制药股份有限公司是华南地区最大的药用口服液生产基地。公司的主导产品有抗病毒口服液、清肝利胆口服液、板蓝根颗粒、壮腰健肾口服液、小儿化食口服液、复方杜仲片等。

1. 抗病毒口服液

【方剂组成】板蓝根、石膏、芦根、生地黄、郁金、知母、石菖蒲、广藿香、连翘。

【性　　状】本品为棕红色液体；味辛、微苦。

【功能主治】清热祛湿，凉血解毒。用于风热感冒，温病发热及上呼吸道感染，流感、腮腺炎病毒感染疾患。

【规　　格】每支装 10 毫升。

【用法用量】口服。一次 10 毫升，一日 2 ~ 3 次（早饭前和午、晚饭后各服 1 次）。

【注意事项】临床症状较重、病程较长或合并有细菌感染的患者，应加服其他治疗药物。

【小　贴　士】本品是依中医泻火验方中的"白虎汤"和"清瘟败毒饮"为基础改进而成的。

2. 橘红痰咳液

【方剂组成】化橘红、百部（蜜炙）、茯苓、半夏（制）、白前、甘草、苦杏仁、五味子。

【性　　状】本品为棕色的液体；气芳香，味甜、微苦。

【功能主治】理气化痰，润肺止咳。用于痰浊阻肺所致的咳嗽、气喘、痰多；感冒、支气管炎、咽喉炎见上述证候者。

【规　　格】每支装 10 毫升。

【用法用量】口服。一次 10 ~ 20 毫升，一日 3 次。

【注意事项】风热者忌用。

【小 贴 士】本品采用广东特产药材——化州橘红，品质纯正。理气、化痰祛邪而不伤肺阴；润肺止咳而不助痰湿。

五、广州·一品红药业股份有限公司

一品红药业股份有限公司是一家集药品研发、生产、销售为一体的创新型医药健康企业，聚焦于儿童药与慢性病药物领域，坚持以品质和创新为发展源动力。

1. 馥感啉口服液

【方剂组成】鬼针草、野菊花、西洋参、黄芪、板蓝根、香菇、浙贝母、麻黄、前胡、甘草。

【性　　状】本品为棕褐色透明液体；味甜、微苦、涩。

【功能主治】清热解毒，止咳平喘，益气疏表。用于小儿气虚感冒所引起的发热、咳嗽、气喘、咽喉肿痛。

【规　　格】每 1 毫升相当于饮片 1.0 克。

【用法用量】口服。一岁以内小儿一次 5 毫升，一日 3 次；一岁至三岁一次 10 毫升，一日 3 次；四岁至六岁一次 10 毫升，一日 4 次；七岁至十二岁一次 10 毫升，一日 5 次。

【小 贴 士】本品为中药保护品种。双重途径抗病毒，直接抑制病毒 + 增强机体免疫力，中国疾病预防控制中心研究证实，可有效抑制呼吸道合胞病毒、肠道病毒 71 型（EV71）、甲型流感病毒等。

2. 尿清舒颗粒

【方剂组成】山木通、野菊花、虎杖、地胆草、车前草、重楼。

【性　　状】本品为棕黄色至棕褐色的颗粒；味甜、略苦。

【功能主治】清热利湿，利水通淋。用于湿热蕴结所致淋证，见小便不利、淋沥涩痛；慢性前列腺炎属上述证候。

【规　　格】每 1 克相当于饮片 1.4 克。

【用法用量】开水冲服。一次 10 ~ 20 克，一日 3 次。

【小 贴 士】本方为经典彝族验方，为中药保护品种。可有效治疗前列腺炎，减少患者夜尿次数。

六、广州·诺金制药有限公司

广州诺金制药有限公司位于广州市经济技术开发区，公司成立于2003年7月，公司坚持"诺金制药、一诺千金"的经营理念，主要产品有百合固金片、湿毒清片、复方金银花颗粒等。

百合固金片

【方剂组成】百合、地黄、熟地黄、麦冬、当归、玄参、川贝母、桔梗、甘草、白芍。

【性　　状】本品为薄膜衣片，除去包衣后显棕黄色至棕褐色；味甜、微苦。

【功能主治】养阴润肺，化痰止咳。用于肺肾阴虚，干咳少痰，咽干喉痛。

【规　　格】每片重0.4克

【用法用量】口服，一次5片，一日3次。

【小　贴　士】本品为中药保护品种。

七、深圳·华润三九医药股份有限公司

华润三九医药股份有限公司前身为创立于1985年的深圳南方制药厂。公司主要从事医药产品的研发、生产、销售及相关健康服务。公司的主要中成药产品有：三九胃泰颗粒、感冒灵颗粒、正天丸、壮骨关节丸等。

1. 三九胃泰颗粒

【方剂组成】三叉苦、九里香、两面针、木香、黄芩、茯苓、地黄、白芍。

【性　　状】本品为棕色至深棕色的颗粒；味甜微苦。

【功能主治】清热燥湿，行气活血，柔肝止痛。用于湿热内蕴、气滞血瘀所致的胃痛，症见脘腹隐痛、饱胀反酸、恶心呕吐、嘈杂纳减；浅表性胃炎、糜烂性胃炎、萎缩性胃炎见上述证候者。

【规　　格】每袋装20克。

【用法用量】用开水冲服。一次1袋，一日2次。

【注意事项】胃寒患者慎用。忌油腻、生冷、难消化食物。

2. 感冒灵颗粒

【方剂组成】三叉苦、岗梅、金盏银盘、薄荷油、野菊花、马来酸氯苯那敏、咖啡因、对乙酰氨基酚。

【性　　状】本品为浅棕色至深棕色颗粒；味甜、微苦。

【功能主治】解热镇痛。用于感冒引起的头痛、发热、鼻塞、流涕、咽痛。

【规　　格】每袋装 10 克（含对乙酰氨基酚 0.2 克）。

【用法用量】开水冲服。一次 1 袋，一日 3 次。

【注意事项】不宜在服药期间同时服用滋补性中成药；脾胃虚寒，症见腹痛、喜暖、泄泻者慎用。

3. 正天丸

【方剂组成】羌活、川芎、钩藤、细辛、麻黄、独活、当归、桃仁、红花、地黄、白芍、防风、白芷、鸡血藤、黑顺片。

【性　　状】本品为黑色水丸；气微香，味微苦。

【功能主治】疏风活血，养血平肝，通络止痛。用于外感风邪、瘀血阻络、血虚失养、肝阳上亢引起的偏头痛、紧张性头痛、神经性头痛、颈椎病型头痛、经前头痛。

【规　　格】每袋装 6 克。

【用法用量】饭后服用，一次 1 袋（6 克），一日 2 ~ 3 次，15 天为一疗程。

【注意事项】用药期间注意血压监测。孕妇慎用。宜饭后服用。有心脏病史者，用药期间注意监测心律情况。

【小　贴　士】中医对头痛的治疗有其独到之处，即用中药能治愈慢性头痛，并无服解热镇痛药引起的解热镇痛药性慢性胃炎、解热镇痛性肾炎的毒副作用。临床使用表明，正天丸应按疗程连续服用：一日三次，5 盒为一个疗程，连续服用两个疗程；对于头痛反复发作者，在服用完两个疗程正天丸后，建议停药 15 天，再用 1 ~ 2 个疗程。一般连续服用 2 ~ 4 个疗程正天丸能有效解决头痛反复发作的问题。

八、珠海·丽珠集团丽珠制药厂

丽珠医药集团股份有限公司创建于 1985 年 1 月，公司的拳头产品为"丽珠得乐"系列产品，中成药产品"前列安栓"为国家中药保护品种。

前列安栓

【方剂组成】黄柏、虎杖、栀子、大黄、泽兰、毛冬青、吴茱萸、威灵仙、石菖蒲、荔枝核等。

【性　　状】本品为棕褐色或黑褐色鱼雷形栓剂。

【功能主治】清热利湿通淋，化瘀散结止痛。主治湿热瘀血壅阻证所引起的少腹痛、会阴痛、睾丸疼痛、排尿不利、尿频、尿痛、尿道口滴白、尿道不适等症。可用于精浊、白浊、劳淋（慢性前列腺炎）等病见以上证候者。

【规　　格】每粒重 2 克。

【用法用量】将药栓置入肛门 3 ~ 4 厘米，一次一粒，一日一次，一个月为一个疗程或遵医嘱。

【注意事项】栓剂塞入肛门后，如有便意感、腹痛、腹泻等不适症状，可改进使用方法，如将栓剂外涂植物油或将栓剂置入更深些，待直肠适应后，自觉症状可减轻或消失。腔道给药，禁止口服。

九、惠州·广东罗浮山药业

罗浮山，素有岭南第一山之称，既是一座集道、佛、儒三教合一的宗教名山，又是岭南医药活动肇始之宝地。山上药物植物资源非常丰富，据统计，罗浮山有植物 3000 多种，其中 1600 多种为药用植物。2000 年前，罗浮山是全国闻名的中药集散地，"洞天药市"曾经盛极一时，药市绵延数里，成为古岭南四大市场之一。公元 357 年，东晋药物学家葛洪携妻鲍姑及弟子定居罗浮山，写出我国早期的中药巨著之一《肘后备急方》。罗浮山药业就坐落在这座名山之下。

罗浮山药业始建于 1970 年，50 余年来，罗浮山药业充分利用当地丰富的岭南中草药资源，陆续研制出宫炎平片、罗浮山百草油、复方风湿宁注射液、复方风湿宁片、罗浮山风湿膏药、肝欣泰注射液、了哥王片、双梅喉片、骨刺平片等一批独具岭南特色的产品。

1. 罗浮山百草油

【方剂组成】两面针、徐长卿、九里香、辛夷花、红花、水芙蓉、还魂草、金不换、千里光、大头陈、当归、鹅不食草、三七、肿节风、鸡骨香、砂仁、独活、羌活、姜皮、陈皮、香附、野菊花、山白芷、桂枝、小罗伞、蔓荆子、桔梗、紫珠叶、地胆草、细辛、五指柑、肉豆蔻、木防己、三叉苦、金银花、救必应、白半枫荷、山苍子、麻黄、地稔、防风、半枝莲、铁包金、柴胡、飞天蟾蜍、鸡骨草、荆芥、虎杖、钩藤、一枝黄花、白花灯笼、白花蛇舌草、人字草、金线风、石仙桃、五月艾、皂角刺、木香、山芝麻、益母草、紫苏叶、土牛膝、侧柏叶、金耳环、一朵云、七叶一枝花、鱼腥草、吊黄、樟脑、水杨酸甲酯、松节油、薄荷油、丁香罗勒油、樟油、八角茴香油、肉桂油、冰片、薄荷脑、桉油。

【性　　状】本品为翠绿色的澄清液体；气芳香。

【功能主治】祛风解毒，消肿止痛。用于感冒头痛、蚊虫咬伤、无名肿痛、舟车眩晕。

【规　　格】每瓶装：2.5 毫升；5 毫升；20 毫升。

【用法用量】外用，涂搽患处。

【小　贴　士】罗浮山百草油是采自百余种产于罗浮山的草药，承袭古方提炼配制而成的一种药油，其历史可追溯到我国 2000 多年前的东晋，相传原方出自当时的葛洪之手，其名以"神农尝百草"而定，本地民间有"昔日神农尝百草，今朝始得百草油"的说法。据说葛洪采集罗浮百草，熬炼出"百草药油"，医治风寒肿毒等岭南民间常见疾患，成为罗浮山一宝。

2. 罗浮山风湿膏药

【方剂组成】金钱白花蛇、七叶莲、过岗龙、宽筋藤、洋金花、骨碎补、威灵仙、山苍子、蓖麻根、白鲜皮、续断、粉萆薢、半枫荷、漆树根、羊角拗、麻黄、三七、两面针、防风、防己、槲寄生、土加皮、五加皮、丁公藤、茜草、六棱菊、生草乌、木瓜、毛麝香、生川乌、小罗伞、益母草、鸡骨草、徐长卿、红花、当归、油松节、独活、荆芥、羌活、牛膝。

【性　　状】本品为摊于布或纸上的黑膏药。

【功能主治】祛风除湿，消肿止痛。用于风湿性关节炎、类风湿性关节炎、坐骨神经痛、外伤肿痛。

【规　　格】每张净重 10 克。

【用法用量】外用。加温软化，贴于患处。

【注意事项】过敏体质者慎用。

3. 罗浮山凉茶颗粒

【方剂组成】岗梅、地胆草、葫芦茶、金盏银盘、白茅根、淡竹叶。

【性　　状】本品为浅黄棕色的颗粒；味苦、微甜。

【功能主治】清热解暑，生津止渴，消食化滞，利尿除湿。用于感冒中暑，烦热口渴，小便短赤，消化不良。

【规　　格】每袋装 5 克。

【用法用量】用开水冲服。一次 1 ～ 2 袋，一日 2 次。

【注意事项】饮食宜清淡。孕妇慎用。

十、惠州·九惠制药股份有限公司

惠州市九惠制药股份有限公司前身是一家濒临倒闭的国企——惠州市药用干膏厂，后经惠州市政府批准，首批改制成民营企业。经过多年的发展，九惠已初具规模，是广东省高新技术企业，公司产品以植物药为主，涵盖消化系统、呼吸系统、心脑血管、妇科、小儿科、糖尿病、皮肤外科用药等领域，包括安胃疡胶囊、莲芝消炎胶囊等国家中药保护品种。

1. 安胃疡胶囊

【方剂组成】甘草黄酮类化合物。

【性　　状】本品为胶囊剂，其内容物为黄色或黄棕色至棕褐色的粉末或颗粒，无臭，味微苦、涩，几乎无甜味。

【功能主治】补中益气，解毒生肌。主治胃及十二指肠球部溃疡。对虚寒型和气滞型患者有较好的疗效。并可用于溃疡愈合后的维持治疗。

【规　　格】每粒含黄酮类化合物 0.2 克。

【用法用量】口服。每次 2 粒，一日 4 次（三餐后和睡前）。

【注意事项】忌食生冷及过度辛辣刺激食物。

2. 穿心莲内酯胶囊

【方剂组成】穿心莲内酯。

【性　　状】本品为胶囊剂，内容物为类白色至淡黄色粉末及颗粒；味苦。

【功能主治】清热解毒，抗菌消炎。用于上呼吸道感染风热证所致的咽痛。

【规　　格】每粒装 0.33 克（含穿心莲内酯 75 毫克）。

【用法用量】口服，一次 2 ～ 3 粒，一日 2 ～ 3 次。

【注意事项】忌烟酒、辛辣、鱼腥食物。不宜在服药期间同时服用温补性中药。孕妇慎用，儿童应在医师指导下服用。脾虚大便溏者慎用。属风寒感冒咽痛者，症见恶寒发热、无汗、鼻流清涕者慎用。

十一、惠州·广东澳珍药业有限公司

广东澳珍药业有限公司（原惠州大亚湾澳珍药业有限公司，以下简称"澳珍"）成立于公元 1963 年，其前身为"澳头珍珠养殖场"。人工的珍珠养殖起源于中国，早在宋代庞元英的《文昌杂录》中就有记载："有一养珠法，取稍大蚌蛤，以清水浸之，伺其开口，急以珠投之。频换清水，……经两秋即成珠矣！"发展到了 1964 年，可以说人工珍珠养殖已经愈加趋于完善，"澳珍"便于此时兴起了，当时几乎占领了广东珍珠产量的 80%，可谓是名副其实的"珍珠之乡"。当时的珍珠最常用作女性的服饰和首饰，根本不会有人想到珍珠也能用作药品，就是在这么一种无人敢想和敢做的情况之下，"澳珍"首创了用作药品的"珍珠层粉"和"珍珠末"！

1. 珍珠层粉

【方剂组成】珍珠壳。

【性　　状】本品为类白色的最细粉末；无臭，味淡。在水中不溶，在稀盐酸中能泡沸溶解。

【功能主治】安神，清热，解毒。用于神经衰弱、咽炎；外治口舌肿痛。

【规　　格】每瓶 6 克。

【用法用量】口服。一次 1 ~ 2 克，一日 3 ~ 6 克。外用涂敷患处。

【注意事项】本品宜餐后服用。服药期间要保持情绪乐观，切忌生气恼怒。

2. 珍珠末

【方剂组成】珍珠壳。

【性　　状】本品为类白色粉末，味淡。

【功能主治】安神，明目消翳。用于惊悸失眠，目生云翳。

【规　　格】每瓶 0.3 克。

【用法用量】口服，一次 1 ~ 2 瓶，一日 1 ~ 2 次。

【注意事项】本品宜餐后服用。服药期间要保持情绪乐观，切忌生气恼怒。

十二、中山·中智药业集团

中智药业集团创办于 1993 年，是集中成药、中药饮片和保健品科研、生产与销售，以及医药批发、零售连锁、中药材种植为一体的民营科技型企业，包括中山恒生药业（前身为始建于 1969 年的中山市中药厂）和中智制药公司等属下单位。公司有中成药品种五十多个。

1. 石岐外感茶颗粒

【方剂组成】岗梅、铁包金、蒲桃、臭屎茉莉、露兜簕。

【性　　状】本品为黄棕色的颗粒；味甜。

【功能主治】疏风清热，解暑消食。用于外感引起的发热头痛，食滞饱胀，喉干舌燥，预防流行性感冒。

【规　　格】每袋装 10 克。

【用法用量】开水冲服。一次 10 ~ 20 克，一日 3 次。

【注意事项】不宜在服药期间同时服用滋补性中成药。风寒感冒，其表现为恶寒重、发热轻、无汗、头痛、鼻塞、流清涕、喉痒咳嗽者不适用。

2. 克咳片

【方剂组成】麻黄、罂粟壳、苦杏仁、石膏、莱菔子、桔梗、甘草。

【性　　状】本品为薄膜衣片，除去包衣后显浅黄色至棕褐色；味微苦。

【功能主治】止咳，定喘，祛痰。用于咳嗽、喘急气短。

【规　　格】每片重 0.54 克。

【用法用量】口服。一次 2 片，一日 2 次。

【注意事项】心动过速者慎用。高血压及冠心病患者忌服。儿童、孕妇及哺乳期妇女禁用。忌烟、酒及辛辣、生冷、油腻食物。不宜在服药期间同时服用滋补性中药。虚喘者不适用，其表现为咳声低弱、动则气喘气短、自汗怕风。本品中含麻黄，运动员慎用。不宜常服。

十三、中山·广东合威制药有限公司

广东合威制药有限公司成立于 2015 年 01 月，公司坐落在环境优美的伟人孙中山先生故里——中山市南朗镇。目前，持有芪蛭降糖片和金钱通淋颗粒两个中药品种新药证书。

1. 芪蛭降糖片

【方剂组成】黄芪、地黄、黄精、水蛭（烫）。

【性　　状】本品为薄膜衣片，除去薄膜衣后，显棕褐色；味腥，微涩。

【功能主治】益气养阴，活血化瘀。用于气阴两虚兼瘀所致的消渴病，症见口渴多饮、多尿易饥、倦怠乏力、自汗盗汗、面色晦暗、肢体麻木；Ⅱ型糖尿病见上述证候者。

【规　　格】每片重 0.52 克。

【用法用量】口服。一次 5 片，一日 3 次。疗程 3 个月。

【注意事项】孕妇禁用。有凝血机制障碍、出血倾向者慎用。

2. 金钱通淋颗粒

【方剂组成】金钱草、海金沙、忍冬藤、白茅根、石韦。

【性　　状】本品为黄色至黄棕色的颗粒；味甜、微苦。

【功能主治】清热祛湿，利水通淋。用于下焦湿热型淋证，症见：尿频急数、灼热刺痛，腰痛拒按，尿色黄赤等；急性膀胱炎、急性肾盂肾炎及慢性肾盂肾炎急性发作符合上述表现者。

【规　　格】每袋装 5 克。

【用法用量】口服。一次 10 克，一日 3 次，两周为一疗程或遵医嘱。

【注意事项】脾胃虚弱者慎用。

十四、东莞·广东众生药业股份有限公司

广东众生药业股份有限公司始建于 1979 年，改制设立于 2001 年 12 月 31 日，主营业务涉及药品的研发、生产与销售。公司的主要产品有"众生牌"众生丸、复方血栓通胶囊等。

1. 众生丸

【方剂组成】蒲公英、紫花地丁、黄芩、岗梅、赤芍、天花粉、玄参、当归、防风、柴胡、皂角刺、人工牛黄、白芷、胆南星、虎杖、夏枯草、板蓝根。

【性　　状】本品为糖衣浓缩丸，除去糖衣后显棕黑色；味苦、微辛。

【功能主治】清热解毒，活血凉血，消炎止痛。用于上呼吸道感染，急、慢性咽喉炎，急性扁桃腺炎，疮毒等。

【规　　格】每瓶：60丸；100丸。

【用法用量】口服。一次4～6丸，一日3次；外用，捣碎，用冷开水调匀，涂患处。

【小　贴　士】众生丸是根据我国医药学"普济消毒饮"及"仙方活命饮"两方化裁，结合近代医药的研究成果，研制成功的浓缩丸剂，对一些感染性疾病有较满意的疗效，使一些患者在不能使用抗生素或不可以长期使用抗生素的情况下，能治愈或减轻症状。

2. 复方血栓通胶囊

【方剂组成】三七、黄芪、丹参、玄参。

【性　　状】本品为胶囊剂，内容物为灰黄色至灰褐色的粉末；味苦、微甘。

【功能主治】活血化瘀，益气养阴。用于治疗血瘀兼气阴两虚证的视网膜静脉阻塞，症见视力下降或视觉异常，眼底瘀血征象、神疲乏力、咽干、口干等；以及用于血瘀兼气阴两虚的稳定性劳累型心绞痛，症见胸闷痛、心悸、心慌、气短乏力、心烦口干者。

【规　　格】每粒装0.5克。

【用法用量】口服。一次3粒，一日3次。

【注意事项】孕妇慎用。

十五、东莞·亚洲制药有限公司

东莞市亚洲制药有限公司始建于1989年2月，由东莞市中亚制药厂转制而成。公司主要产品有"君泰"双黄连口服液、尿石通丸、"亚洲"心力丸、心脉宁片等。

1. 双黄连口服液

【方剂组成】金银花、黄芩、连翘。

【性　　状】本品为棕红色的澄清液体；味甜，微苦。

【功能主治】疏风解表，清热解毒。用于外感风热所致的感冒，症见发热、咳嗽、咽痛。

【规　　格】每支装 10 毫升。

【用法用量】口服，一次 20 毫升，一日 3 次；小儿酌减或遵医嘱。

【注意事项】忌烟、酒及辛辣、生冷、油腻食物。不宜在服药期间同时服用滋补性中成药。风寒感冒者不适用，其表现为恶寒重、发热轻、无汗、鼻塞流清涕、口不渴、咳吐稀白痰。

2. 心力丸

【方剂组成】人参、附片、蟾酥、人工麝香、红花、冰片、灵芝、珍珠、人工牛黄。

【性　　状】本品为黑色的小丸，丸芯显棕褐色至褐色；气微香，味微苦、辛，有麻舌感。

【功能主治】温阳益气，活血化瘀。用于心阳不振、气滞血瘀所致的胸痹心痛、胸闷气短、心悸怔忡、冠心病、心绞痛等。

【规　　格】每 10 丸重 0.4 克。

【用法用量】含服或嚼后服，一次 1 ~ 2 丸，一日 1 ~ 3 次。

【注意事项】孕妇慎用。

【小 贴 士】本品原名"舒心丸"，是原广东省药物研究所所长翁明翰潜心研究之处方，是继"活心丸""心宝丸"后的第三代治疗心脏病的中成药。

十六、汕头·广东太安堂药业股份有限公司

太安堂是中医药著名的老字号，始创于明隆庆元年即 1567 年，其医药核心技术源自太医院。太安堂集团属下广东皮宝制药等制药公司继承传统，融汇现代制药尖端科技，形成以铍宝和麒麟两大品牌为主轴，建立了中药皮肤药和特效中成药两大系列产品体系，拥有铍宝消炎癣湿药膏、铍宝解毒烧伤软膏、铍宝克痒敏醑、麒麟牌心宝丸、麒麟牌麒麟丸、麒麟牌祛痹舒肩丸等中药产品。

1. 消炎癣湿药膏

【方剂组成】升药底、蛇床子、升华硫、樟脑、冰片、苯酚。

【性　　状】本品为黄褐色软膏；具特异嗅气和清凉感。

【功能主治】杀菌，收湿，止痒。用于头癣、体癣、足癣、慢性湿疹、滋水瘙痒和疥疮等。

【规　　格】每支 8 克。

【用法用量】外用。洗净患处后涂抹，一日数次。

【注意事项】本品仅供外用，不得口服。

2. 心宝丸

【方剂组成】洋金花、人参、鹿茸、肉桂、附子、三七、冰片、人工麝香、蟾酥。

【性　　状】本品为黑色的小丸，除去包衣显棕褐色；气香，味甘、微苦、有麻舌感。

【功能主治】温补心肾，益气助阳，活血通脉。用于治疗心肾阳虚，心脉瘀阻引起的慢性心功能不全；窦房结功能不全引起的心动过缓、病窦综合征以及缺血性心脏病引起的心绞痛及心电图缺血性改变。

【规　　格】每丸重 60 毫克。

【用法用量】口服。慢性心功能不全按心功能 1 级、2 级、3 级一次分别服用 120 毫克、240 毫克、360 毫克，一日 3 次，一疗程为 2 个月；在心功能正常后改为日维持量 60 ～ 120 毫克。病窦综合征病情严重者一次 300 ～ 600 毫克，一日 3 次，疗程为 3 ～ 6 个月。其他心律失常（期外收缩）及房颤，心肌缺血或心绞痛者一次 120 ～ 240 毫克，一日 3 次，一疗程为 1 ～ 2 个月。

【注意事项】阴虚内热、肝阳上亢、痰火内盛者以及孕妇、青光眼患者忌服。

3. 麒麟丸

【方剂组成】制何首乌、墨旱莲、淫羊藿、菟丝子、锁阳、党参、郁金、枸杞子、覆盆子、山药、丹参、黄芪、白芍、青皮、桑椹。

【性　　状】本品为棕黑色浓缩丸；气微，味微酸，微苦。

【功能主治】补肾填精，益气养血。适用于肾虚精亏、血气不足、腰膝酸软、倦怠乏力、面色不华、男子精液清稀、阳痿早泄，女子月经不调；或男子不育症、女子不孕症见有上述证候者。

【规　　格】每瓶装 30 克。

【用法用量】口服。一次 6 克，一日 2 ～ 3 次，或遵医嘱。

【注意事项】感冒发热慎服。服药后如觉口干多梦，可用淡盐水或蜜糖水送服，空腹服后如觉胃脘不适，可改为饭后服。

十七、韶关·广东青云山药业有限公司

广东青云山药业有限公司位于粤北翁源县城，前身是广东省翁源县青云山中药厂。企业于1992年建成投产，公司主导产品十味溪黄草颗粒（原名：溪黄草冲剂）是肝病防治的佳品，对保护肝脏、治疗肝病有较好效果。

1. 十味溪黄草颗粒

【方剂组成】溪黄草、余甘子、白花蛇舌草、茵陈、白术、茯苓、布渣叶、谷芽、麦芽、柴胡。

【性　　状】本品为黄棕色的颗粒；味甜、微苦。

【功能主治】清热利湿，健脾消带。可用于肝胆湿热，脾胃失运型急性肝炎所致的黄疸、胁胀不适或疼痛、食欲不振、倦怠乏力等症状的改善。

【规　　格】每袋装10克。

【用法用量】开水冲服。一次2袋，一日3次，儿童酌减。

【不良反应】长期连续服用，可能导致胃寒，苔厚。

【注意事项】急性黄疸型肝炎属阴黄者用此药时须随证配伍温化寒湿之品。本品含糖，糖尿病等忌糖患者慎用或遵医嘱；气血阴阳亏虚之体与孕妇慎用。

【小　贴　士】本品是以翁源正宗溪黄草为主药，配以白花蛇舌草、茯苓、茵陈等中草药制成。除用于甲型肝炎、乙型肝炎、戊型肝炎，肝硬化，肝腹水等肝区疾病外，对解烟酒、助睡眠、健脾消滞、提高免疫功能等，也有一定作用。

2. 和胃止痛胶囊

【方剂组成】黄连、吴茱萸、柴胡、大黄、延胡索、木香、丁香、砂仁、蒲公英。

【性　　状】本品为胶囊剂，内容物为棕色至棕褐色；气香，味苦。

【功能主治】清肝和胃，降逆抑酸，理气止痛。对十二指肠球部溃疡、十二指肠炎、急慢性胃炎及中医肝胃不和之胃脘胀满、痛及两胁、嗳气、吞酸等症状有显著的治疗作用。

【规　　格】每粒装0.4克。

【用法用量】口服。一日3次，一次3～4粒。

【小　贴　士】本品是广东青云山药业有限公司与广州中医药大学研制开发的中药制剂，系根据元代《丹溪心法》中的"左金丸"加味优化而成。

十八、湛江·吉民药业股份有限公司

广东湛江吉民药业股份有限公司始建于1956年，是一间有40多年橡胶膏剂生产历史的企业。公司主导产品有麝香追风膏、神农镇痛膏等外用中成药。

1. 麝香追风膏

【方剂组成】麝香、独活、香加皮、海风藤、苏木、海桐皮、延胡索、生川乌、生草乌、威灵仙、血竭、木香、乳香、没药、乌药、红花、当归、熟地黄、地黄、麻黄、牛膝、薄荷脑、冰片、樟脑、桉油、肉桂油、丁香罗勒油、水杨酸甲酯。

【性　　状】本品为淡黄棕色至棕色的片状橡胶膏；气芳香。

【功能主治】祛风散寒，活血止痛。用于风湿痛、关节痛、筋骨痛、神经痛、腰背酸痛、四肢麻木、扭伤、挫伤。

【规　　格】每片 7 厘米 ×10 厘米。

【用法用量】外用，贴于患处。

【禁　　忌】孕妇禁用。

2. 神农镇痛膏

【方剂组成】三七、胆南星、白芷、狗脊、羌活、石菖蒲、防风、升麻、红花、土鳖虫、川芎、当归、血竭、马钱子、没药、樟脑、重楼、薄荷脑、乳香、水杨酸甲酯、冰片、丁香罗勒油、人工麝香、颠茄流浸膏、熊胆粉。

【性　　状】本品为棕黑色的片状橡胶膏，气芳香。

【功能主治】活血散瘀，消肿止痛。用于跌打损伤、风湿关节痛、腰背酸痛。

【规　　格】每片 9.5 厘米 ×11.6 厘米。

【用法用量】外用，贴患处。

【禁　　忌】孕妇禁用。

参考文献

[1] 广州市地方志编纂委员会. 广州市志. 广州：广州出版社，1995.

[2] 广州市政协学习和文史资料委员会，广州市地方志编纂委员会办公室. 广州文史第 61 辑·广州老字号. 广州：广东人民出版社，2000.

[3] 孔令仁，李德征. 中国老字号玖药业卷. 北京：高等教育出版社，1998.

[4] 甄人、谭绍鹏. 广州著名老字号. 广州：广州文化出版社，2010.

[5] 刘小斌，郑洪. 岭南医学史. 广州：广东科技出版社，2010.

[6] 唐廷猷. 中国药业史. 第三版. 北京：中国医药科技出版社，2013.

[7] 邬威尧. 古今印证 佛药冯了性：佛山冯了性药业有限公司发展史. 广州：广东科技出版社，2012.

[8] 杨雄辉. 德在药中 药为大众：佛山德众药业有限公司发展史. 广州：广东科技出版社，2011.

[9] 吴长海. 中一之路——广州中一药业有限公司发展史. 广州：广东科技出版社，2010.

[10] 李楚源. 白云生处古药新香——广州白云山和记黄埔中药有限公司. 广州：广东科技出版社，2010.

[11] 郑荣波. 清凉好世界活力王老吉——广州王老吉药业股份有限公司发展史. 广州：广东科技出版社，2010.

[12] 严志标. 敬业以精修明唯诚——广州敬修堂（药业）股份有限公司发展史. 广州：广东科技出版社，2010.

[13] 周路山. 中药世家采芝林——广州采芝林药业有限公司发展史. 广州：广东科技出版社，2011.

[14] 廖文春. 合力发展济世为公——广州白云山制药股份有限公司白云山何济公制药厂发展史. 广州：广东科技出版社，2012.

[15] 魏大华，郑楠. 百年潘高寿治咳之路——潘高寿药业有限公司发展史. 广州：广东科技出版社，2016.

[16] 冼宝翰. 佛山忠义乡志. 长沙：岳麓书社，2017.

[17] 靳士英，靳朴. 岭南医药启示录. 现代医院，2007-2011.

[18] 高日阳. 岭南中医药地域文化特色浅淡. 国医论坛，2008，23（1）：44.

[19] 岭南中医药网：http://www.lngygy.com.

[20] 广东省中医药局（岭南医史篇）：http://szyyj.gd.gov.cn.

[21] 广州白云山中一药业有限公司：https://www.gz111.com.

[22] 张晓棠. 百年星群，群星闪耀. 南方人物周刊，2018（7）：66-71.

附录：岭南名优中成药速查（按汉语拼音排序）

岭南名优中成药

126